DE LA SANTÉ

DES GENS

DE LETTRES,

PAR M. TISSOT,

D. & P. en Médecine.

De la Société Royale des Sciences de LONDRES, de l'Académie de Méd. Phyſ. de BASLE, de la Société Œconomique de BERNE.

Morbus eſt etiam aliquis per ſapientiam mori,
PLINE.

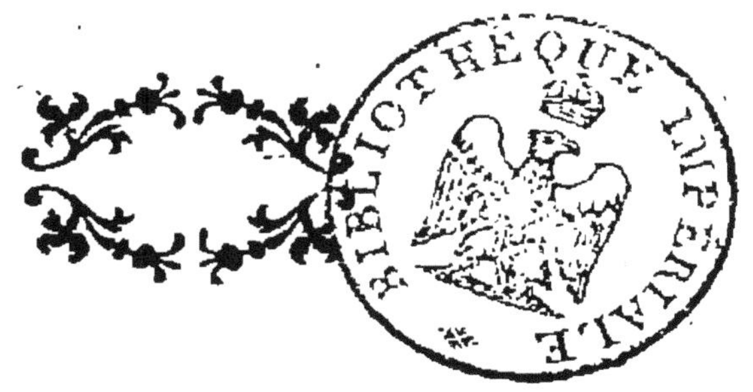

A LAUSANNE,

Chez FRANÇOIS GRASSET & Compagnie,

M. DCC. LXX.

AUX HAUTS, ILLUSTRES

ET

PUISSANTS SEIGNEURS

LES SEIGNEURS ADVOYERS, TRE'SORIERS, BANNERETS ET SENATEURS DE LA VILLE ET RE'PUBLIQUE DE BERNE.

HAUTS, ILLUSTRES ET PUISSANTS SEIGNEURS,

A *Vos bontés précédentes*, VOS EXCELLENCES *viennent d'en ajouter une plus considérable encore en créant en ma faveur un poste aussi honorable que peu attendu. Ne pouvant point vous prouver ma reconnoissance par des faits, permettez-moi,* HAUTS, ILLUTRES, ET PUISSANTS SEIGNEURS, *de vous en offrir publiquement la foible expression, & recevez avec bonté l'hommage de ce premier essai de mes travaux académiques dans la chaire que vous venez de me confier. Veuille* LA PROVIDENCE *faire prospérer*

cet établissement & répandre ses plus
précieuses bénédictions sur l'Etat que
vous régissez & sur les personnes de VOS
EXCELLENCES à qui j'ose demander instamment la continuation de
leur haute bienveuillance,

Je suis avec un profond respect,

HAUTS, ILLUSTRES ET PUISSANTS
SEIGNEURS,

DE VOS EXCELLENCES

Le très-humble & très-
obéissant Serviteur.

Lausanne le 24 Avril.
1766.   TISSOT.

PREFACE.

JE n'avois jamais pensé à donner cette dissertation en François : j'avois même detourné MM. *Didot* & *Grasset* de faire imprimer les traductions qu'on leur en avoit offert ; outre les défauts de l'ouvrage , en lui-même , que je me proposois de corriger dans une nouvelle édition latine, sa forme oratoire me paroissoit exiger qu'il restât dans cette langue qui est celle des hommes auxquels il étoit destiné. J'ai été forcé à changer de plan , & une traduction détestable qu'on a fait à Paris , (1).

<hr>

(1) *Avis aux Gens de Lettres & aux personnes sédentaire , sur leur santé* , traduits du latin de M. Tissot Médecin , à Paris chez J. Th. Herissant fils. Non-seulement l'ouvrage est considérablement tronqué , mais il est si horriblement défiguré que dans

m'a mis dans la nécessité de la faire réimprimer sous mes yeux, pour me souftraire à la honte d'avoir fait un auffi mauvais livre que celui qu'on publioit sous mon nom, & qui n'eft point le mien, qu'on ait cherché à le perfuader au public, en difant fauffement dans l'avis qu'on a mis à la tête de cette informe brochure, dont je n'avois entendu parler quand je la vis annoncée dans un catalogue; » M. *Tiffot* lui-» même a bien voulu jeter les » yeux fur cette traduction ; il » a approuvé les notes qui y » font ajoutées, & l'on a profi-» té, avec reconnoiffance, de

plufieurs endroits je n'ai pas pu le comprendre, & prefque par-tout le traducteur paroît n'avoir pas faifi le vrai fens de l'original, qui a bien affez de fes fautes d'ordre, d'omiffion, d'inexactitude & d'impreffion, fans être défiguré par celles conrre le fens commun & les premiers élémens de la Médecine dont la traduction eft remplie.

» fes obfervations. « (1)

Je ne me propofai d'abord que de la corriger fur l'origi-nal, & d'en faire fimplement un traduction fidelle, mais cela a été impoffible, & étant obligé de la refondre, je me fuis dé-terminé à y inférer toutes les corrections & toutes les addi-tions que j'avois deftiné à la nouvelle édition latine ; ainfi on peut la regarder comme un ouvrage prefque neuf, mais qui malheureufement fe ref-fentira de la rapidité avec la-quelle il a été compofé au mi-

(1) Il feroit fort à fouhaiter que tous les traduc-teurs fiffent toujours ce que celui-ci dit avoir fait, & confultaffent les Auteurs, comme prefque tous les traducteurs de l'*Avis au Public* ont bien voulu le faire ; le public & l'Auteur y gagneroient, mais c'eft une indignité répréhenfible que de dire qu'on l'a fait quand cela n'eft pas. Je viens de voir, avec bien du chagrin, cette traduction réimprimée en Hollande chez Mr. M. M. *Roi* dans *les extraits des meilleurs Journaux de l'Europe* qu'il conbine avec le *Journal des Savans*, Janvier 1768. Et je prie tous Meffieurs les Journaliftes de vouloir bien répandre mon defaveu.

lieu d'interruptions continuel-
les , qui jointes à l'envoi que
j'ai fait à l'Imprimeur de chaque feuille du Manuscrit à mesure que je finissois , font causes d'une multitude d'inexacti-
tudes & de répétitions dans le
style pour lesquels je demande
l'indulgence du Lecteur , qui
trouvera sans doute que je de-
vrois la demander pour bien
d'autres articles.

Quoique l'on ait déjà un
grand nombre d'ouvrages sur
la santé des Gens de Lettres,
j'ose dire que la matiere étoit
presqu'encore toute neuve , &
je souhaite que les bons juges
ne la trouvent plus tout-à-fait
telle après avoir lu cette dif-
sertation. Celle de RAMAZZI-
NI sur le même objet , & sur-
tout quelques arrticles d'une
de feu M. PLATNER , sont pres-

que les seules dans lesquelles
on trouve la matiere envisagée
sous quelques-uns de ses vrais
point de vue : mais M. RA-
MAZZINI n'en avoit point saisi
le plus grand nombre , & M.
PLATNER qui auroit sans doute épuisé cette matiere, s'il s'en
étoit occupé , ne l'avoit consi-
dérée, pour ainsi dire, qu'en pas-
sant ; c'est cependant l'Auteur
qui , jusques à présent , l'avoit
le mieux vue. Le gros volume
que feu M. PUJATI , célebre
Professeur à Padoue , dont on
a d'ailleurs d'excellents ouvrages , a publié sur cet intéressant
sujet n'est qu'une pure compi-
lation de diététique générale , sans aucune vue relative à
l'état des Gens de Lettres &
sans aucune observation neuve. (1).

(1) *Della preservatione de la salute de Letterati.*
Venez. 1762.

J'ai tâché de faire faisir toutes les circonstances particulieres, relatives à la santé, qui différencient l'état des Savants de celui des autres ordres de la société, & j'en ai expliqué les effets le plus clairement qu'il m'a été possible ; j'ai fini par donner les directions qui m'ont paru les plus propres à diminuer les dangers d'un genre de vie qui ne fera jamais aussi falutaire qu'il feroit à fouhaiter, & je ferai bien fatisfait fi cette refpectable partie des hommes, qui fe confacre à l'inftruction des autres, trouve ici quelques confeils dont l'obfervance puiffe diminuer les maux auxquels leur vocation les expofe. Ils pourroient eux-mêmes contribuer à perfectionner cet ouvrage s'ils vouloient

bien me communiquer les obfervations importantes qu'ils
peuvent avoir faites fur leur
propre état.

L'on ne trouvera rien de
nouveau dans la partie diéte-
tique ; prefque tous les confeils que j'y donnés fe trouvent
dans tous les Auteurs qui ont
écrit fur les moyens de conferver la fanté : mais fi l'on fe
rend illuftre en publiant des
vérités nouvelles, on fe rend
utile en mettant celles qui
font connues entre les mains
des perfonnes auxquelles elles
font néceffaires , & l'un vaut
bien l'autre.

J'ai confervé les citations ,
quoiqu'on les banniffe tous
les jours plus des ouvrages
François , parce qu'elles me
paroiffent utiles. Les Auteurs qui épuifent leur fujet

& ne laiſſent plus rien à dire à leurs ouvrages ſont des édifices achevés auxquels on ne retouchera jamais ; ce n'eſt malheureuſement point mon cas ni celui de bien d'autres , & alors il me ſemble qu'on doit citer , pour faciliter à ceux qui reprendront le même travail , la découverte des ſources où ils peuvent puiſer. Je ne l'ai point fait dans les ouvrages qui ne ſont que le réſultat de mes propres obſervations , mais quand on ſe ſert de celles des autres , il n'y a point de mal à leur en faire hommage par quelques lettres placées au bas de chaque page où elles ne font de tort à perſonne.

A Lauſanne le 8 Avril 1768.

DE

DE LA SANTÉ
DES GENS
DE LETTRES
ET DES
VALÉTUDINAIRES.

§. 1. APPELLÉ, Meſſieurs, à introduire dans cette Académie une ſcience qui, juſqu'à préſent, n'y avoit point eu de Profeſſeur, je m'étois d'abord propoſé de vous entretenir aujourd'hui des rapports qu'elle a avec celles qu'on y enſeigne depuis pluſieurs ſiecles avec tant d'éclat, & de développer tous les ſecours qu'elle en tire, tous ceux qu'elle leur fournit.

Il m'eût été bien doux de déclarer publiquement combien de choſes imtantes elle emprunte de la Religion.

A

J'aurois aimé à confondre ces vils imposteurs, qui osent noircir celles des Médecins. Je me ferois plu à prouver combien de lumieres porte à son tour dans la Religion une science, qui, toute occupée de l'examen de la plus parfaite des créatures, tire du méchanisme admirable de l'homme sain, & de la guérison plus admirable peut-être encore de l'homme malade, des démonstrations sans replique de l'existence & de la sagesse infinie du Créateur. Supposons les hommes plongés dans l'oubli de la divinité, les Médecins les rappelleront bientôt aux notions sublimes que leur science leur donnera de cet Être immortel, dont personne, s'il m'est permis de le dire, n'a parlé avec plus de justesse & de grandeur qu'eux.

Quelle foule d'auteurs j'aurois à citer ici, si je voulois les citer tous ! Mais pourrois-je omettre HIPPOCRATE, notre chef, qui le premier des écrivains a soutenu que le hasard est un néant, & que tous les événements qu'on nomme *fortuits*, sont dirigés par la volonté du Très Haut (1).

(1) Si la Religion d'HIPPOCRATE a été attaquée sans aucune raison, elle a aussi été défendue avec beaucoup de force. Jean STEPHANO, Médecin de Venise, publia, en 1638, à Venise, un petit ouvrage très-intéressant, intitulé HIPPOCRATIS COL,

GALIEN, qu'on place à côté d'HIP-
POCRATE ; & qui a prouvé fort au
long, que les feules merveilles du
pouce de l'homme démontrent qu'il
y a un Dieu, qui appelle fon livre,
*fur l'ufage des parties du corps hu-
main* , un monument érigé à la gloire
de cet Etre. (1) POLYCHRESTE , à

Théologia , dans lequel il prouve l'accord des
dogmes de ce Médecin, & de ceux de PLATON,
ARISTOTE & GALIEN avec la Religion Chrétien-
ne; & M. DRELINCOURT donna en 1688. une harangue grecque, qu'on a traduite en François, fur
le même fujet. M. GRUNDLING Profeffeur à Halle,
publia, en Allemand, au commencement de ce
fiecle, fous le titre de *Loifirs*, un recueil de dif-
fertations dont l'une étoit intitulée HIPPOCRATE
Athée ; mais M. GŒLIKE dans une harangue & enfuite dans fon hiftoire de la Médecine, M. TULL-
LER dans une Differtation latine ſ HIPPOCRATE
fauffemens accufé d'athéifme] qui vient d'être réimprimée, avec des augmentations confidérables,
dans le recueil de fes opufcules ; M. J. LE CLERC
dans fa bibl. anc. & moderne t. 15. p. 418. ; M.
J. A. SCHMID dans une differtation imprimée à
Helmftad (*Théologie d'Hippocrate*) & enfin M.
FABRI dans quelques remarques 13eme tome de fa
bibliotheque grecque, ont fi bien prouvé la futili-
té des imputations odieufes contre la doctrine
d'Hippocrate, qu'il n'eft permis à perfonne d'en re-
voquer en doute la pureté. Par-tout où il a occafion
de parler de quelque chofe qui ait rapport à la Divinité, il en parle en homme qui eft rempli du plus
profond refpect pour elle. Et qui pourroit en être
plus convaincu & plus rempli que les Médecins ?
Ils la voient par-tout & les merveilles de fes œuvres tombent à chaque inftant fous leurs fens. On
pourroit peut-être dire que les Théologiens s'en occupent, & que les Médecins la contemplent.

(1) GALIEN ne témoigne pas moins de Religion
qu'HIPPOCRATE ; & fi l'on trouve dans un de fes

qui fa grande piété fit donner le fur-
nom glorieux de *très-ami de Dieu.*
(1) BOYLE qui a lui-même écrit de
fi belles chofes , & qui par une pieufe
fondation , à laquelle il a laiffé de
grands revenus , a voué , pour tous
les fiecles , les plus habiles gens d'Angleterre à la défenfe de la Religion
tant naturelle que révélée , contre les
infideles & les incrédules : SYDEN-
HAM fon ami , & l'Hippocrate moderne ; l'immortel LOCKE , le grand
BOHERVAAVE ; le célebre HOF-
MANN , homme véritablement pieux ;
quoiqu'il ne fut pas abfolument exempt
de quelques reftes de fuperftitions, &
pour parler de nos contemporains ;
M. TRALLES qui a réfuté fi victorieu-
fement les fophifmes de LA MET-
TRIE ; (2) M. DE HALLER , qui dans
un difcours où l'on retrouve cette
force qui caractérife tous fes ouvrages , a difcuté les principes & les fuites funeftes de l'irréligion , les a op-
pofés aux vérités fondamentales &

ouvrages deux paffages dont l'un accufe le Chriftia
nifme d'être dénué de preuves ; & l'autre tourne en
ridicule l'attachement des premiers Chrétiens à leur
doctrine , cela ne prouve point que GALIEN fût
un impie , mais feulement qu'il n'étoit pas Chré-
tien.

(1) ΘΕΟΦΙΛΕΣΤΑΤΟΣ.
(2) *Anima humana ,* &c.

aux heureux effets du chriſtianiſme.
(1) Il eſt vrai que plus les Médecins
ſont éclairés, plus ils ſe refuſent à la
ſuperſtition & à toutes ſes pratiques,
aux extravagantes rêveries du peuple
de tous les ordres, aux délires d'une
imagination déréglée que chaque Doc-
teur propoſe comme la regle du vrai,
parce que c'eſt ſon opinion, ils rient
de ces fantomes qu'on veut ſubſiſtituer
à la vérité, ils refuſent d'embraſſer
l'ombre au lieu du corps ; delà ces
clameurs, ces accuſations, ces invec-
tives, ces calomnies atroces dont on
accable toujours ceux qui fourniſſent
le moins de priſe à une juſte médi-
ſance.

Je me ferois occuppé agréablement
à développer cette union étroite,
cette parfaite enchaînure, cette dépendance réciproque qu'il y a entre
la ſcience des mœurs & celles de la
ſanté, & j'aurois couru cette carriere avec d'autant plus d'aſſurance qu'elle a été frayée par les deux plus grands
maîtres HIPPOCRATE & GALIEN. Le
premier dans ſon petit traité de la
diete, ne s'applique preſque qu'à éta-
blir l'égalité des ames de tous les hommes, & prétend trouver tous les dé-
grés de leur ſageſſe, ou de leur folie

(1) *Diſcours ſur l'irreligion* à Neufchâtel 1755.

dans ceux de leur tempérance, ou de leur intempérance.

Le fecond a fait voir avec fuccès, l'influence des divers états du corps fur les facultés de l'ame. Il y a plus de 16. fiecles qu'il prioit les *Philofo-phes*, qui font chargés de l'éducation de la jeuneffe, de lui remettre ceux qui feroient déréglés dans leurs mœurs. » Que ceux qui ont de la peine à croi-» re que la nourriture puiffe rendre les » uns plus modérés, les autres plus » diffolus, d'autres incontinents, plu-» fieurs fobres, entreprenants, timi-» des, doux, modeftes, hargneux, » viennent à moi, pour apprendre ce » qu'il leur convient de manger & de » boire; ils fe fentiront plus propres » à la Philofophie morale, & plus ca-» pables de perfectionner les facultés » d'une ame raifonnable, quand j'au-» rai par ce moyen fortifié leur péné-» tration & leur mémoire, que je les » aurai rendus plus ftidieux & plus fa-» ges. Car outre ce qui regarde les » aliments & la boiffon, je les inftrui-» rai de l'influence des vents, de la » température de l'air qui nous envi-» ronne, des lieux qu'il faut préférer « & de ceux qu'on doit éviter. (1)

(1) Livie *quod animi mores, corporis temperamen-tâ fequantur.* cap. 3. Charterius tom. 5, p. 457.

Avec quelqu'étendue que j'euſſe traité la matiere, je n'aurois point épuiſé tout ce que le droit & la médecine ont de commun. Le Légiſlateur veut-il donner des loix ? Le Juge aſſis ſur ſon tribunal, la balance de Thémis à la main, veut-il décider des queſtions de droit civil, de droit criminel, ou de droit eccléſiaſtique, il rencontre une infinité de cas, où il a beſoin de principes, & de cette branche étendue de la médecine qu'on nomme *Médecine du Barreau.*

Il faudroit parcourir la plus grande partie de la Phyſique, ſi l'on vouloit indiquer toutes les parties qui lui ſont communes avec la médecine. Les premiers ſages qui s'occuperent de la contemplation de la nature, s'occuperent auſſi de la guériſon des maladies, & PYTAGORE, EMPEDOCLES, DEMOCRITE, &c. réunirent les plus belles connoiſſances de la Phyſique & de la médecine. Ce fut HIPPOCRATE qui ſépara le premier ces deux Sciences, non pour les déſunir à jamais, mais pour réduire en parties un corps immenſe de doctrine, qu'un ſeul homme ne pouvoit pas cultiver tout entier, & qui ſuffiſoit pour en occuper pluſieurs, ſans oublier cependant que ce ſont des membres qui appartiennent naturellement au même tout.

La partie de ce tout qui s'occuppe du corps, en tant que corps, a conservé le nom de Physique, tandis que les autres ont reçu des noms particuliers relatifs aux diverses especes de corps qu'elles contemplent. Le corps humain est l'objet de la Médecine. Et qu'est-ce que la Médecine sans la physique ? Quiconque ignore les forces & les propriété des corps & les loix du mouvement, n'apprendra jamais l'art de guérir : Les Professeurs en Médecine ne se chargent point de pareils Eleves. Mais si la Médecine doit beaucoup à la Physique, elle lui rend aussi beaucoup. Et combien ne l'ont pas enrichie les Médecins ? C'est GIL-BERT, Médecin Anglois, qui a le premier bien exposé les phénomenes électriques : BOYLE, Dr. d'OXFORT, a rendu plus de services à la physique qu'aucun autre Savant ; BOER-HAAVE, par ses expériences sur les éléments, lui a fait prendre une face nouvelle : &, pour n'en pas nommer davantage, le célébre MUSCHEM-BROEK, que tous les Physiciens regardent unanimement comme leur Coryphée, avoit commencé sa réputation par des ouvrages de pratique

Il y a une liaison moins marquée entre l'étude de la Médecine & celle des langues, de l'histoire, de la littérature, il y en a cependant une réelle, Quel médecin n'auroit pas honte d'ignorer l'histoire & les belles lettres? Quel est celui qui ne se fait pas un plaisir de lire les Peres de la Médecine dans leur langue, & qui ne regrette pas d'ignorer celle des Docteurs Arabes dont on n'a jusques à présent que de mauvaises traductions.

La Médecine à son tour fournit des secours à ces Sciences. L'histoire a des obscurités que la Médecine seule peut éclairer. CELSE que lisent jour & nuit ceux qui desirent de parler un latin élégant & pur, est un des Médecins les plus illustres de l'antiquité. PLINE n'a pas pratiqué la Médecine, mais il l'a su, il n'a presque travaillé que pour elle, & c'est de son ouvrage qu'on a dit, à bien juste titre, qu'on n'y trouvoit pas seulement des secours pour la latinité, comme dans les autres Auteurs, mais qu'il la renfermoit toute entiere. ARETÉE, que nous respectons comme un grand maître dans l'art de la santé, ne l'est-il pas aussi dans la langue grecque. GALIEN, a une éloquence qui lui est propre. ALEXANDRE DE TRALLES à la fienne, & les amateurs de l'Arabe avouent qu'il n'eft nulle part auffi pur que dans les écrits des Médecins.

Il paroît donc au premier coup d'œil, parce que je viens de dire, qu'une matiere auffi abondante auroit été facile à traiter ; mais un examen plus attentif m'en fait juger tout autrement; & laiffant ce beau fujet à des hommes fupérieurs, j'en ai cherché un dans la pratique même de la médecine qui pût vous plaire par lui-même, qui ne demandât qu'à être expofé fimple-ment. Le laboureur parle de fes bœufs (1), le matelot des vents ; Médecin appellé à parler devant une Compa-gnie favante, j'ai cru pouvoir efpé-ter de l'intéreffer en l'entretenant de la fanté des gens de lettres.

§. 2. Il y a long-tems qu'on a re-marqué que l'étude des fciences étoit peu favorable à la fanté du corps; & CELSE après avoir averti les gens de lettres du danger de leur vocation, leur a donné des confeils pour y re-médier. PLUTARQUE, cet excellent Juge de ce qui mérite le nom de bon & d'honnête, alloit plus loin, & vou-loit non-feulement que les favants fif-fent ufage des préceptes de la Méde-

____

(1) *De tauris dicit arator, navita de ventis.*
Quod medicorum eft promittunt Medici,

cine, mais même qu'ils l'étudiassent ; il trouvoit déraisonnable qu'ils consacras-sent leur vie à des études souvent inu-tiles, tandis qu'ils négligent l'art de la santé. Sans doute qu'ils ignorent, dit-il, que cet art précieux, fut long-temps une partie de la philosophie, & que la Médecine est sur-tout nécessaire à ceux qui épuisent leur corps par des médita-tionsforcées,& par les veilles de la nuit.

§. 3. Les maladies des gens de let-tres ont deux sources principales, les travaux assidus de l'esprit, & le con-tinuel repos du corps ; pour en tra-cer un tableau exact, il n'y a qu'à dé-tailler les effets funestes de ces deux causes.

§. 4. La Métaphysique recherche les causes de l'influence de l'esprit sur le corps, & du corps sur l'esprit : la Mé-decine s'occupe d'objets moins grands, mais peut-être plus certains, & sans remonter aux causes premieres de cet-te action reciproque des deux substan-ces qui composent l'homme, elle se borne à observer attentivement les phénomenes qui en résultent. L'expé-rience lui apprend que tel état du corps produit nécessairement tels mouve-ments de l'ame ; que tels mouvements de l'ame produisent nécessairement tels mouvements du corps, que tandis que l'ame est occupée à penser une partie du cerveau est dans un état de tension qui le fatigue : elle ne porte pas plus loin ses recherches & n'a pas besoin d'en savoir davantage.

L'union de l'esprit & du corps est en effet si forte, qu'on a de la peine à concevoir que l'un puisse agir sans que l'autre se ressente plus ou moins de son action. Les organes des sens ébranlés transmettent à l'esprit le sujet de ses pensées, en ébranlant les fibres du cerveau ; & , tandis que l'ame s'en occupe, les organes du cerveau sont dans un mouvement plus ou moins fort, dans une tension plus ou moins grande ; ces mouvements fatiguent la moëlle nerveuse, cette substance si tendre, se trouve, après une longue méditation, aussi épuisée que l'est un corps robuste après un exercice violent. Quiconque a pensé fortement une fois dans sa vie, a fait cette expérience sur soi-même ; & il n'y a point d'homme de Lettres qui ne sorte plusieurs fois de son cabinet avec un violent mal de tête, & beaucoup de chaleur dans cette partie ; ce qui dépend de l'état de fatigue & d'échauffement dans lequel la moëlle du cerveau se trouve, l'empreinte de cette fatigue se fait aussi appercevoir dans les yeux ; & si l'on considere un homme plongé dans la méditation, on voit que tous les muscles de son visage sont tendus, ils paroissent même quelquefois en convulsion. PLATON avoit déjà vu le danger d'une trop grande contention : *Quand l'action de l'ame est trop forte*, dit-il, *elle porte au corps des secousses qui le jettent dans la langueur ; si elle fait un effort dans de certaines circonstances, le corps s'en ressent ; il est échaufé & affoibli.* RAMAZZINI, célebre Médecin italien, a observé les mêmes maux : *L'union de l'ame & du corps est telle qu'ils partagent réciproquement le bien & le mal qui leur arrive ; l'esprit est incapable de s'occuper quand le corps est fatigué par les exercices excessifs ; & une application trop soutenue à l'étude détruit le corps en dissipant les esprits animaux qui sont nécessaires à sa réparation* (1).

Pour comprendre ces influences du travail de l'esprit sur la santé du corps, il suffit de se rappeller 1°. un fait que j'ai déjà indiqué, & que le sentiment apprend à toute personne qui pense & qui s'observe penser, c'est que le cerveau est occupé pendant que l'on pense. 2°. Que toute partie du corps

____
(1) *Opera omnia*, p. 648.

qui eſt occupée ſe fatigue, & que, ſi le travail dure trop long temps, ſes fonctions ſe dérangent. 3°. Que tous les nerfs partent du cerveau, & de cette partie préciſément du cerveau qui eſt l'organe de la penſée, & qu'on appelle le *ſenſorium commune*. 4°. Que les nerfs ſont une des parties principales de la machine humaine, qu'il n'y a aucune fonction à laquelle ils ne ſoient néceſſaires, & que dès que leur action eſt dérangée toute l'œconomie animale s'en reſſent. D'après ces principes ſimples chacun ſentira que quand le cerveau eſt épuiſé par l'action de l'ame, il faut néceſſairement que les nerfs ſouffrent, & que leur dérangement entraîne celui de la ſanté, & détruit enfin le tempérament ſans qu'aucune autre cauſe étrangere y ait part.

§. 5. Les inconvéniens des livres frivoles ſont de faire perdre le temps & de fatiguer la vue; mais ceux qui par la force & la liaiſon des idées, élevent l'ame hors d'elle même, & la forcent à méditer, uſent l'eſprit & épuiſent le corps; & plus ce plaiſir a été vif & ſoutenu, plus les ſuites en ſont funeſtes. *Tout nous fatigue à la longue*, dit M. DE MONTESQUIEU, *& ſur-tout les grands plaiſirs. Les fibres qui en ont été les organes, ont beſoin* *de repos ; il faut en employer d'autres, plus propres à nous servir & diftribuer, pour ainfi dire, le travail* (1). MAL-LEBRANCHE fut faifi d'une palpita-tien violente en lifant l'*Homme de* DESCARTES : & il y a maintenant à Paris un Profeffeur de Rhétorique qui fe trouvent mal à la lecture des beaux endroits d'HOMERE (*)

§. 6. Le cerveau qui eft, fi l'on veut me permettre cette comparaifon, le théatre de la guerre, les nerfs qui en tirent leur origine, & l'eftomac qui a beaucoup de nerfs très-fenfibles, font les parties qui fouffrent ordinai-rement le plutôt & le plus du travail exceffif de l'efprit ; mais il n'y en a prefque aucune qui ne s'en reffente fi la caufe continue long-temps à agir.

§. 7. M. VAN SWIETEN parle d'un homme de mérite dont les veilles lit-téraires (2) avoient détruit la fanté : il lui prenoit des étourdiffements dès qu'il écoutoit avec attention une hif-toire, un conte frivole ; il étoit dans des angoiffes violentes toutes les fois qu'il s'efforçoit de rappeller dans fa mémoire quelque chofe qu'il avoit ou-bliée ; fouvent même le cœur lui man-

(1) C'eft ce que les Anciens appelloient *lucubra-tione.*

(*) *Commentar. in Boerhaav. aphor. t. 3. p.* 413.

(2) Petit porte-feuille, p. 113.

quoit par degrés, & il éprouvoit une
fenfation pénible de laffitude. Ce qu'il
y avoit de plus fâcheux, c'eft qu'il ne
pouvoit s'arrêter dans cette recherche
involontaire ; quelqu'effort qu'il fit
pour la fufpendre, il falloit malg é lui
qu'il la continuât jufqu'à ce qu'il fe
trouvât tout-à-fait mal (1). M. VI-
RIDET, mon concitoyen, a connu
une femme à qui il prenoit une colique
violente, toutes les fois qu'elle s'appli-
quoit à quelque chofe (2) ; & un Auteur moderne parle d'un homme dont
le bras enfloit confidérablement dès
qu'il penfoit ou qu'il éprouvoit une
fenfation vive (3). J'ai été confulté
par un gentilhomme Anglois qui,
étant à Rome, fe livra fi fort à l'étude
des Mathématiques qu'au bout de quelques mois il ne put plus fe fervir de
fes yeux quoiqu'on n'y remarquât aucun vice extérieur. Il fe fit lire, mais
bientôt il ne put plus fe fervir de fon
cerveau, ni même foutenir quelques

(1) Lorry, *de melancolia & morbis melanchol.*
Tom. 1.
(2) *Traité du bon chyle*, t. 2. p. 147. Cet ouvrage peu connu, qnoiqu'il ait déjà paru en 1735,
peu de temps avant la mort de l'Auteur, mériteroit
de l'être davantage, par le nombre de bonnes obfervations qu'il contient.
(3) M. *Bordeaux*, *prix de l'Acad. de Chir.* t. 6.
p. 199.

minutes

minutes la converſation la plus indif-
férente.

Mon ami, M. ZIMMERMAN, rapporte un autre exemple de l'épuiſement littéraire trop intéreſſant pour
l'omettre ici : un jeune gentilhomme
Suiſſe, dit cet habile Médecin, donna
tête baiſſée dans l'étude de la Méta-
phyſique, bientôt il ſentit une laſſitude
d'eſprit, à laquelle il oppoſa de nouveaux efforts d'application, ils aug-
mentèrent la foibleſſe, il les redou-
bla. Ce combat dura ſix mois, & le
mal augmenta au point que le corps &
les ſens s'en reſſentirent Quelques remedes rétablirent un peu le corps, mais
l'eſprit & les ſens tomberent par une
gradation inſenſible dans l'état de ſtu-
peur le plus complet. Sans être aveugle
il paroiſſoit ne pas voir ; ſans être ſourd
il paroiſſoit ne pas entendre ; ſans être
muet il ne parloit plus. Du reſte il
dormoit, buvoit, mangeoit ſans goût
& ſans dégoût, ſans demander & ſans
refuſer. On le crut incurable ; & on
ne lui donna plus de remedes ; cet état
dura un an. Au bout de ce temps on lut
devant lui une lettre à haute voix, il
treſſaille, ſe plaint ſourdement & ap-
puie ſa main ſur l'oreille ; on s'en apperçoit & on lit plus haut ; alors il crie
& donne des ſignes de la douleur la

plus aiguë : on réitere l'expérience ; & le sens de l'ouie est racheté par la douleur. Tous les autres sont rachetés successivement de la même façon, & au retour de chaque sens on remarqua une diminution dans la stupidité ; mais l'épuisement & les douleurs le mirent pendant long-temps aux portes de la mort ; enfin la nature l'emporta presque sans aucun secours de la médecine ; il se rétablit entiérement, & est aujourd'hui un de nos meilleurs Philosophes (1). Il est impossible d'expliquer ces phénomenes autrement que par le vice des nerfs, & par l'influence que l'ame a sur eux.

§. 8. Quand à l'action de l'ame sur l'estomac, elle se démontre tous les jours par des expériences que chacun peut vérifier soi-même. L'homme qui pense le plus, est celui qui digere le plus mal, toutes choses égales d'ailleurs ; celui qui pense le moins, est celui qui digere le mieux On voit très-fréquemment des sots boire & manger beaucoup sans s'incommoder, quoi-

(1) Cette observation est tirée d'un chapitre sur les effets de la contention d'esprit que M ZIMMER-MAN a mis dans *son Traité de l'expérience en Médecine*, & qu'il a bien voulu traduire en ma faveur après la premiere édition de ce petit ouvrage ; ce morceau est plein de choses utiles, dont je ferai encore usage.

qu'ils menent une vie fédentaire , & qu'ils ne foient pas d'une conftitution plus robufte que d'autres. Combien y a-t-il au contraire des gens d'efprit dont les digeftions font pénibles & laborieufes , quoiqu'ils foient d'un bon tempérament , & qu'ils faffent de l'exercice ? Cette même loi de l'organifation du corps humain qui fait que les vomiffements font un des premiers fymptomes de la léfion du cerveau après les coups reçus à la tête, fe retrouve dans toutes les irritations de cet organe, le degré de l'effet eft toujours proportionné à celui de la caufe ; & s'il eft rare que le travail de l'efprit foit porté au point de produire fur le champ les mêmes effets fur les nerfs que produiroit un coup violent , cela n'eft cependant pas fans exemple ; un homme , plein de génie , qui s'eft livré au travail avec une ardeur exceffive, me difoit , il n'y a pas long-temps, qu'après avoir travaillé avec feu pendant plufieurs heures , parce qu'il trouvoit les forces de fon ame exaltées , il fentit tout à-coup fa tête s'affoiblir, fes idées devinrent confufes , il ne faififfoit plus rien, il lui prit mal au cœur & eut plufieurs vomiffements.

M. POMB parle d'un homme de lettres qui s'étoit tellement affoibli l'eftomac par des travaux , qu'il avoit des vomissemens d'abord après le repas (1). Cette suite fâcheuse des études forcées est une de celles qui ont été le plus constamment observées. ARISTOTE étoit obligé d'avoir toujours sur l'estomac une vessie pleine d'une huile aromatique , & M. A. ANTONIN avoit tellement ruiné le sien par la tension continuelle dans laquelle la régie de l'Empire du monde & la culture des lettres tenoient son ame , qu'au rapport de GALIEN , son premier Médecin , il étoit exposé à des crudités dont il ne pouvoit se guérir que par un jeûne de vingt quatre heures , & un verre de vin chaud dans lequel on faisoit infuser quelques grains de poivre. Le même Auteur nous a conservé l'histoire d'une femme , nommée ARRIA , qu'il aimoit beaucoup , & qui , en se livrant à une étude assidue de la philosophie de PLA-TON , s'étoit aussi tellement affoiblie l'estomac qu'elle ne pouvoit plus prendre d'aliments , & elle avoit perdu ses forces au point qu'elle ne pouvoit plus se tenir que couchée sur le dos (2) : M. BOERHAAVE, qui vécut long-temps dans une ville où l'on cultive beau-

(1) *Traité des vapeurs hystériques* , p. 248
(2) *De theriacâ , ad Pisonem , cap.* 2. *Chart.* t. 13. P. 932.

coup de lettres, dit que l'étude commence par détruire l'eſtomac, & que ſi l'on n'y remedie, le mal peut dégénérer en mélancolie. Un mauvais eſtomac, diſoit un célebre Médecin Portugais, ſuit les gens de Lettres comme l'ombre ſuit le corps (1). J'ai vu moi-même des malades qui ont été punis de cette intempérance littéraire, d'abord par la perte de l'appétit, la ceſſation abſolue des digeſtions, un affoibliſſement général, qui en étoit l'effet; enſuite par des ſpaſmes, des convulſions & enfin par la privation de tous leurs ſens.

§. 9. Bientôt, par un retour inévitable, le mal que l'eſprit a fait au corps retombe ſur l'eſprit même, parce que l'Etre ſuprême a voulu qu'auſſi longtemps que ces deux ſubſtances courroient la même carriere, les travaux de l'eſprit fuſſent dépendants juſques à un certain point de la ſanté corporelle; cette vérité a toujours été reconnue. PLINE le jeune a dit énergiquement que *les étais du corps étayoient l'eſprit* (2), & DEMOCRITE avoit dit longtemps avant lui : *la force de l'eſprit augmente avec la ſanté ; lorſque le corps eſt malade, l'eſprit ne peut vaquer à la méditation* (3). Il n'eſt donc pas étonnant

(1) AMATI *Luſitani curat. Medicæ* p. 153
(2) *Epiſt. lib.* 2 *epiſt.* 9.
(3) *Epiſt.* HIPPOCRAT. FOES. t. 2. p. 1

qu'il s'affoiblisse, après avoir épuisé le cerveau & affoibli les nerfs. Qu'on ne m'objecte point la conduite de PLATON qui choisit pour son auditoire un séjour mal-sain, dans l'idée que sa santé étant moins robuste son esprit en seroit plus propre aux méditations. La conduite de PLATON, dans ce cas, étoit opposée à sa doctrine générale, & relative à sa constitution volumineuse & disposée à l'embonpoint ; ce qui lui faisoit souhaiter d'avoir la-fievre pour m'aigrir. Qu'on ne m'ojecte point non plus quelques hommes de Lettres très-valétudinaires ; parce que si l'on fait un examen attentif de leur santé, on verra que les dérangements qu'elle éprouvoit n'avoient point leur fiege dans le cerveau ou dans les nerfs, qui, ayant quelquefois une force native très - grande, ne font que peu dérangés par les dérangements des autres organes, & restent en état de se prêter aux fonctions de l'ame.

§. 10 Les premiers sympomes qui caractérisent l'affoiblissement du genre nerveux font une espece de pusillanimité qu'on ne connoissoit point auparavant : la défiance, la crainte, la tristesse, l'abattement, le découragement : l'homme qui avoit été le plus intrépide vient à tout craindre :

la plus légere entreprise l'effraie, le
plus petit événement imprévu le fait
trembler, la plus légere indisposition
lui paroît une maladie mortelle, &
la mort est une idée affreuse qu'il ne
soutient point. Il y a eu des tyrans
qui ont condamné à la mort des Philosophes qu'ils haïssoient; mais ils n'ont
pu la leur faire craindre; combien au-
roient-ils été plus cruels, si en leur ac-
cordant la vie, ils eussent pu leur inspirer les craintes qui font le tourment
des hypocondriaques ? On voit tous
les jours les Gens de Lettres, chez
lesquels cette maladie commence à
germer, obligés d'abandonner leurs
livres chéris, leurs nerfs en s'affoiblis-
sant, les rendent incapables d'attention ; ils perdent la mémoire ; leurs
idées s'obscurcissent, des chaleurs de
têtes, des palpitations, un accablement
général, la crainte de mourir subite-
ment, font tomber la plume de leurs
mains. Le repos, des nourritures suc-
culentes, l'exercice, leur rendent une
partie de leurs forces, ils retournent
à leurs livres, & font encore forcés à
les quitter. La journée s'écoule dans
ces alternatives ; le soir ils font fatigués, abattus, ils se mettent au lit, &
passent une mauvaise nuit ; l'irritabili-
té de leurs nerfs les empêche de dor-

mir, & souvent les met hors d'état
de penser. Je connois un jeune homme qui, s'étant livré opiniâtrement à
des études philosophiques, ne peut
plus ouvrir un livre sans éprouver une
convulsion des muscles de la tête &
du visage, il lui semble alors qu'on lui
serre la tête avec des cordes. Il seroit
inutile d'acumuler un plus grand nombre d'exemples qui grossiroient cet ouvrage sans rien ajouter à la démonstra-
tion déjà trop complette du danger des
études opiniâtres, & de ses funestes
influences sur la force du genre nerveux. *Le travail du cabinet*, dit M.
R O U S S E A U, *rend les hommes dé-*
licats, affoiblit leur tempérament, &
l'ame garde difficilement sa vigueur
quand le corps a perdu la sienne. L'é-
tude use la machine, épuise les esprits,
détruit les forces, énerve le courage,
rend pusillanime, incapable de résister
également à la peine & aux passions. (1)

§. 10. Les travaux de l'esprit ne produisent pas seulement l'affoiblissement
& la mobilité excessive du genre nerveux, mais aussi les maladies des nerfs
les mieux caractérisées & les plus graves. GALLIEN a vu un Grammai-
rien qui tomboit en épilepsie toutes les
fois qu'il méditoit ou enseignoit avec

(1) *Préface de Narcisse*, œuv. divers. t. 1. p 272.

chaleur.

chaleur. (1) J'ai vu moi même , &
M. VAN SWIETEN a fait la mê-
me obfervati)n , j'ai vu des enfants de
la plus grande efpérance , que des
maîtres durs & imprudents forçoient
d'étudier fans relâche, devenir épilep-
tiques pour la vie. M. HOFFMAN
parle d'un jeune homme qui tomboit
en épilepfie pour un moment, toutes
les fois qu'il fatiguoit fon efprit ou fa
mémoire ; dès qu'il ceffoit d'étudier,
les palpitations ceffoient , & il recouvroit la fanté. (2) Le célébre PE-
TRARQUE paya de même prix fon
amour pour les Lettres.

§. 11. Outre les maladies de nerfs
que caufe l'étude en dérangeant les
nerfs , elle produit une infinité d'autres
maux Un célébre Mathématicien, attaqué d'une goutte héréditaire , & dont
la conduite avoit toujours été irré-
prochable , en hâta l'accès, en s'appli-
quant trop à la folution d'un problême
difficile. (3) On fait l'accident fingu-
lier arrivé à M. le Chevalier d'EPER-
NAY , après quatre mois de travaux
affidus , il perdit fans aucun fymptomes de maladie , la barbe , les cils ; les
fourcils, enfin les cheveux & tous les

____

(1) *De locieffect. l.* 5. *c.* 6 charter t. t. *p.* 493.
(2) *Medicin. ration. de epilepf.* Parag. 19.
(3) VAN SWIETEN t. 4. *p.* 305.

C

poils du corps. (1) Ce phénomene s'explique aifément par le manque de nourriture dans les petits bulbles qui fervent de racine aux poils , manque de nourriture qui pouvoit avoir trois caufes : 1°. le dérangement des fonctions de l'eftomac , premier organe de la digeftion & de la nutrition ; 2ᶜ. la diminution de l'action des nerfs qui ont tant de part à la nutrition , & qui , étant occupés par l'ame , devoient mal fonctionner pour le corps ; 3°. cette petite fievre , à laquelle quelques Gens de Lettres font fujets , & qui , détruifant la lymphe nourriciere , rend les Gens de Lettres pâles , maigres , & les jette enfin dans le dépériffement & la confomption , fievre qui dépend elle-même de ce que quelquefois une forte contention d'efprit anime l'action du cœur & en rend les battements plus fréquents.

§. 12. Pour fe faire une idée des effets d'une méditation trop forte , on peut fouvent la garder comme une ligature qu'on a appliqué à tous les nerfs & qui en fufpendant leur action , produit le même effet dans toute la machine qu'une ligature , plus ou moins ferrée , appliquée à une branche de nerfs produiroit fur les parties à laquelle cet-

(2) *Gazette de France* , 23 *Février* 1763.

te branche fe diftribue. La méditation épuife auffi comme feroient des éva-cuations exceffives, qui appauvriffent le corps, le jettent dans l'épuifement, attenuent trop les humeurs & produi-fent une trop grande mobilité de nerfs. Les feignées, les lavements, les faliva-tions trop copieufes, les urines abon-dantes, en un mot toute évacuation exceffive, en affoibliffant trop l'action des vaiffeaux & en diminuant trop la quantité des humeurs empêchent le fluide nerveux ou les efprits animaux dont dépend toute l'action des nerfs, d'être préparés dans le cerveau. La méditation, en tenant les nerfs dans un état d'action trop foutenue, diffipe trop de ces efprits & empêche auffi le cerveau de les préparer, ainfi dans l'un & l'autre cas ce fluide précieux qui eft la fubftance la plus pure, la plus travaillée de toute la machine hu-maine, la plus néceffaire à nos fonc-tions, manque & eft altérée, ce qui produit une multitude de défordres. Mais il y a cette différence bien effen-tielle entre l'affoibliffement des nerfs caufé par des évacuations trop abon-dantes ou des travaux forcés du corps qui épuifent auffi en diffipant trop d'ef-prits d'animaux, & celui qui vient de la tenfion d'efprit, c'eft que la pre-

miere de ſes cauſes empêche en effet,
pour un temps la ſéparation ſuffiſante
de cette liqueur précieuſe, mais n'en
dérange point les organes , au lieu
que la ſeconde, les travaux de l'eſprit ,
attaquent l'organe même , comme je
le développerai mieux plus bas. La
premiere ſouſtrait à la fabrique la matiere à ouvrer, la ſeconde dérange les
métiers même , & ce ſont ces dérangements du cerveau, fruits de l'étude exceſſive que je dois examiner, ils dépendent de trois loix de l'œconomie
animale qui formeront autant d'articles.

§. 13. La premiere c'eſt que quand
l'ame, long-temps occuppée, a imprimé
une trop forte action au cerveau, elle
n'eſt plus maîtreſſe de la réprimer ;
cet ébranlement ſe continue malgré
elle, & réagiſſant ſur elle , lui fait
éprouver des idées qui ſont un vrai
délire , parce qu'elles ne répondent
plus aux impreſſions extérieurs des
objets , mais à la diſpoſition intérieu-
re du cerveau ; dans quelque partie
devient incapable de recevoir les nouveaux mouvements que les ſens lui
tranſmettent. SPINELLO , fameux pein-
tre Toſcan , ayant peint la chûte des
Anges rebelles, donna des traits ſi
terribles à Lucifer , qu'il en fut lui-
même ſaiſi d'horreur, & tout le reſte

de fa vie, il crut voir conttnuellement
ce démon lui reprocher de l'avoir rè-
préfenté fous une figure fi hideufe. M.
PASCAL, l'une des ames les plus fortes, après des travaux forcés & de
profondes méditations, eut tellemènt
le cerveau bleffé, qu'il croyoit avoir
toujours à fon côté un gouffre de feu,
l'agitation perpétuelle de quelques-uns
de fes fibres lui tranfmettoit fans ceffe cette fenfation, & fa raifon, vain-
cue par fes nerfs, ne put jamais triom-
pher de cette idée. Combien d'autres
encore que leur efprit trop exalté a
entraîné pour jamais au-delà des limi-
tes du vrai ? Gafpard BARLOEUS,
Orateur, Poëte & Médecin, n'igno-
roit pas tous ces dangers, il en aver-
tiffoit fouvent fon ami Conftant HUG-
HENS ; (1) mais il s'aveugloit fur lui-
même, & fes études exceffives lui af-
foiblirent tellement le cerveau, qu'il
croyoit que fon corps étoit de beurre :
il fuyoit le feu avec foin ; à la fin en-
nuyé de fes terreurs continuelles, il
fe précipita dans un puits. Je regrette
depuis vingt-ans un ami, également
diftingué par fon génie & par fon ca-

(1) *Nec litteras*, lui écrivoit il, *nec verfus refcri-*
be ne in novum difcrimen valetudinem dubiam addu-
cas. Pacile enim ex attentione incalefcent fpiritus,
hinc fanguis, hinc babitus corporis. BARLOEI Epift.
lib. 1. c. 4.

ractere , homme né pour les grandes
chofes , partagé entre l'étude des Lettres & de la Médecine , dont il auroit
certainement avancé les progrès ; les
lectures , les expériences , les méditations l'occuppoient jour & nuit : il perdit d'abord le fommeil, il eut enfuite des
accès paffagers de folie , enfin il devint
tout-à-fait fou , & on eut bien de la
peine à lui fauver la vie. J'en ai vu
d'autres que les lettres avoient d'a-
bord rendu frénétiques & maniaque,
& qui ont fini par devenir tout-à-fait
imbécilles.

Je connois un homme , plus grand
encore par fes vertus que par fa haute
naiffance, qui s'étant livré pendant
douze heures continues , à la compofi-
tion d'un mémoire de la plus grande
importance , tomba dans un délire total après l'avoir fini , qui dura jufqu'à
ce que le fommeil eût calmé fes fens.

Les Obfervateurs rapportent un infinité de traits femblables , & j'ai entendu dire à un témoin digne de foi,
que PIERRE JURIEU , fi fameux par
fes difputes théologiques , fes écrits po-
lémiques , & fon commentaire fur
l'appocalypfe , avoit tellement affoibli
fon cerveau, que quoiqu'il confervât
le bon fens à plufieurs égards , il attribuoit fes fréquentes coliques aux

combats que se livroient sans cesse sept cavaliers renfermés dans ses entrailles. On en a vu d'autres qui se croyoient une lanterne ; quelques-uns qui pleuroient la perte de leurs cuisses.

Les personnes qui sont le plutôt dérangées par les efforts de l'ame, sont celles qui s'occuppent sans cesse d'un même objet, il n'y a alors qu'une partie du *sensorium* qui soit tendu, & elle l'est toujours. L'action des autres ne la soulage point, cette partie se fatigue & se détruit plutôt. Lorsqu'il n'y a dans le corps qu'un seul muscle, ou qu'un petit nombre de muscles qui travaillent continuellement, le corps souffre beaucoup plus, que si la même quantité d'action étoit reparti sur tous les muscles successivement, il en est de même du cerveau ; lorsque ses différentes parties agissent successivement, ils se fatiguent beaucoup moins ; la partie qui se repose, reprend des forces, tandis que les autres s'exercent : ce passage du travail au repos est le plus sûr moyen de conservation.

J'ai vu une femme qui avoir paru très-sensée jusqu'à l'âge de vingt-cinq ans, qui s'étant par malheur attachée à la secte des *Herneutes ou Moraves*, s'enflamma, se pénétra tellement de l'amour de JESUS-CHRIST, qu'elle appelloit fon agneau , qu'elle ne put plus s'occupper que de cette feule idée , & fans autre caufe , devint imbécile dans l'efpace de quelques mois , elle ne conferva d'autre fouvenir que celui de fon ami : Je la vis prefque tous les jours pendant fix mois , & dans toutes les vifites que je lui fis , je n'obtins pour réponfe à mes queftions que ces feules paroles : *Mon doux agneau* , qu'elle répétoit de demi - heure en demi - heure , les yeux baiffés. Elle vécut ainfi pendant fix mois , & mourut enfuite de dépériffement. Mais fans aller chercher des exemples plus loin , nous avons vu étudier dans cette Académie , il n'y a pas long-temps , un jeune homme de mérite qui , s'étant mis dans la tête de découvrir la quadrature du cercle , eft mort fou à l'Hôtel-Dieu de Paris.

§. 14. La feconde Loi à laquelle le corps humain eft fujet , & de laquelle dépendent une partie des maladies de cerveau que l'étude occafionne , *c'eft que les humeurs fe portent à la partie qui eft en action.* Mr. MORGAGNI a connu à Bologne un Savant à qui il prenoit un feignement du nés, lorfqu'il lui arrivoit le matin de méditer avant d'être levé (1). Quand

(1) *De fedibus & caufis morbum cap. 3. Parag. 13.*

le cerveau agit, il reçoit une nouvelle quantité de sang qui, donnant trop de ton & de mouvement aux vaisseaux, produit ce sentiment de douleur & de chaleur dont j'ai parlé, & d'autres maux plus funestes, suivant les différentes dispositions du cerveau, du sang & le concours des circonstances étrangeres. Tels font les humeurs, les anévrismes, les inflammations, les suppurations, les squirrhes, les ulceres, l'hydrophisie, les maux de tête, les délires, les assouppissements, les convulsions, la léthargie, l'apoplexie, les insomnies qui tourmentent les Gens de Lettres, & qui si elles durent, ouvrent la porte à une infinité de maladies de l'esprit & du corps. Après de longues méditations, Mr. BOERHAAVE en eut une qui dura six semaines; il étoit en même-temps si différent sur tout, que rien ne pouvoit l'intéresser (1). Qui ne connoît pas ce sommeil inquiet qui succede au travail, & qui est accompagné d'un sentiment incommode de tention & de pesanteur dans la tête, une légere irritation du cerveau suffit pour produire l'insomnie ; une irritation plus forte produit des convulsions, les maladies soporeuses, portée au plus haut

____

(1) *Prælection ad institut. t. 7. p. 145.*

degré, elle produit l'apoplexie, mort trop ordinaire aux Gens de Lettres. Ils font punis par la partie qui a péché; l'étude en produifant le double mauvais effet d'affoiblir le cerveau, & d'y déterminer une plus grande quantité d'humeurs en amene à la fin les maux les plus fâcheux qui fe déclarent fouvent quand d'autres circonftances concourent pour porter beaucoup de fang à la tête. On a vu plus d'une fois de grands Prédicateurs & des Profeffeurs illuftres, mourir dans leur chaire même, comme cela arriva à Leipfic, au célébre CURTIUS. TITE-LIVE nous a confervé l'hiftoire du Roi ATTALE, qui, exhortant les Béotiens à faire alliance avec les Romains, mourut au milieu de fon difcours; & à Bafle, dans une cérémonie académique, un des Candidats qui s'étoit déjà fatigué par de longues études préliminaires, fit encore de fi grands efforts pendant la cérémonie pour réciter fon difcours, qu'il tomba en apoplexie, & mourut fur le champ (1).

J'ai vu moi-même un Pafteur refpectable qui, ayant prêché un jour de Pentecôte long-temps & avec force, commença à trembler en diftribuant la Sainte-Cène, bégaya, tomba dans le

(1) Felic. PLATER obf. p. 28.

délire & enfuite en apoplexie, & delà en enfance, dans laquelle il vécut fix mois. M. MORGANI parle auffi d'un Moine Prédicateur qui mourut d'apoplexie au milieu de fon fermon. Des exemples femblables font fréquents, mais il n'y a pas befoin du fecours de la déclamation pour produire des apoplexies chez les Gens de Lettres, elles ont lieu fans être déterminées par d'autres caufes que la difpofition occafionne par leur genre de vie. M. ZIMMERMAN me fournit encore ici une obfervation très-intéreffante. Un eccléfiaftique Suiffe, qui s'étoit acquis beaucoup de réputation par fes fermons, voulait la foutenir, lut beaucoup, compofa avec beaucoup de foin, & exerça beaucoup fa mémoire pour apprendre ; par cette contention d'efprit continuelle il perdit peu-à-peu fon activité, fes forces fe diffiperent, & fa mémoire diminua à mefure qu'il fit des efforts pour la remonter. A la fin les idées nouvelles ne voulurent plus refter, mais conferva le fouvenir des anciennes ; enfin il eut une apoplexie qui le rendit paralytique d'un côté : on le tranfporta aux bains de Baden en Suiffe, & il y mourut à l'âge de 42 ans.

L'on a vu un Profeffeur de Berne

très-verſé dans la connoiſſance des langues orientales, homme encore à la fleur de ſon âge, & d'un travail infatigable, devenir imbécile & tomber en enfance ; la cauſe de cet accident étoit de l'eau qui s'étoit répandue dans les différentes parties de ſon cerveau (1).

L'on trouve dans les conſultes de VEPFER l'hiſtoire d'un jeune homme de famille, âgé de 22 ans, qui s'étant livré jour & nuit à des études continues, tomba dans un délire qui devint bientôt phrénétique, & dans ſa fureur il bleſſa pluſieurs perſonnes, & tua ſon garde (2). La catalepſie même, cette maladie ſi rare, eſt auſſi une ſuite du trop d'application, & FERNEL en rapporte une obſervation bien marquée.

« Un homme, dit-il, qui paſſoit les nuits à étudier & à écrire, fut tout à coup ſaiſi de cette maladie ; tous ſes membres ſe roidirent dans l'attitude dans laquelle il étoit quand le mal ſe déclara il reſta aſſis, tenant ſa plume, & fixant les yeux ſur ſon papier, de façon qu'on le crut occupé de ſes études, juſques à ce que l'ayant appellé

(1) HALLFR element. phiſiol. t. 4. p. 317. L'on trouve un hiſtoire très-détaillée & très-intéreſſante de cette maladie dans le même ouvrage de M. ZIMMERMAN, mais ſa longueur m'empêche de l'inférer ici.

(2) Obſervat. de affectib. capit. obſ. 85. p. 327.

& enfuite tiré, on s'apperçut qu'il avoit perdu tout mouvement & tout fentiment (1). Enfin le fomnambulifme eft encore un effet de la même caufe ; on a vu à Léipfic un étudiant en Médecine qui, ayant travaillé pendant deux mois avec un ardeur prodigieufe, déprava abfolument fon fommeil, & dès qu'il étoit endormi, foit de jour foit de nuit, il fe levoit & fe mettoit au travail comme quand il veilloit ; il parcouroit fes cahiers, prenoit le dictionnaire de CASTELLI, cherchoit des mots, fe fâchoit quand il ne croyoit pas les trouver fourrioit quand il croyoit les trouver, écrivoit même en caracteres très-lifibles, & alloit enfuite fe remettre au lit, où il continuoit fon fommeil (2).

Parmi les maux que cette grande quantité d'humeurs caufe au cerveau ; n'oublions pas qu'elle contribue beaucoup à cette malheureufe difpofition qui produit l'affection hypocondriaque; les fibres du cerveau en fe dilatant s'affoibliffent, deviennent plus molles & incapables de réfifter aux différentes impreffions, ce qui fait le caractere de l'hypocondrie nerveufe.

(1) *Pathol. lib. 5. cap. 2. oper. omn. p. 406.*
(2) BOHN *ap.* HALLER *thef. medic praĉt. t. 7. p. 439.*

§. 15. La troisieme loi de la Nature en conséquence de laquelle les travaux littéraires produisent encore d'autres maladies ; c'est que la fibre animale se durcit par l'exercice. L'homme tout entier durcit en vieilliſſant, & la vieilleſſe eſt un raccorniſſement général ; dans les ouvriers les parties qui travaillent deviennent calleuſes ; dans les Gens de Lettres c'eſt le cerveau même, & ſouvent ils deviennent incapables de lier des idées , & vieilliſſe long-temps avant le temps. Dans les enfants le cerveau eſt trop tendre , dans les vieillards il eſt trop dur , & ces deux excès l'empêchent également de conſerver les oſcillations qui excitent la penſée. C'eſt la mémoire qui chancele la premiere , comme l'obſerve GALIEN, (1) & qui préſage l'affoibliſſement de la raiſon.

§. 16. Il ne faut par croire qu'il n'y ait que les méditations profondes qui affoibliſſent les nerfs ; il ſuffit, comme l'a remarqué M. GUNZIUS (2) , de fatiguer ſa vue , pour être attaqué d'une infinité de maladies nerveuſes. Il n'y a point d'homme qui ne puiſſe éprouver combien la longue application des yeux affoiblit la tête ; & je l'ai ſouvent vérifié ſur moi-même. Si après un accès

____

(1) *De loc. affect. l.* 3. *cap.* 5.
(2) *Ad libellum* HIPPOCRAT *de humorib. p.* 211.

de fievre ou quelqu'autre incommo-
dité, il m'arrive, avant que d'avoir repris mes forces de regarder long temps
un même objet, il me prend des vertiges,
des envies de vomir, & j'éprouve dans
tout mon corps un sentiment doulou-
reux de fatigue & d'épuisement.

§. 17. Ceux qui voudront prendre
la défense de l'étude, que je suis fort
éloigné de vouloir attaquer, que je
crois servir en montrant les dangers
auxquels on s'expose en s'y livrant avec
excès, me citeront plusieurs Savants
qui sont parvenus à une extrême vieillesse, sains de corps & d'esprit. Je ne
les ignore pas; j'ai lu leurs histoires;
j'en ai connu moi-même quelques-uns:
mais tous n'ont pas le même bonheur;
il y a peu d'hommes assez heureuse-
ment constitués pour supporter de si
grands travaux impunément; & qui
sait même s'ils n'en ont pas porté la
peine, & s'ils n'auroient pas poussé
encore plus loin leur carriere, en s'at-
tachant à un autre genre de vie? Il est
vrai qu'il faut convenir que la plupart
de ces grands hommes, que le genre
humain reconnoît pour ses maîtres, sont
parvenus à un âge très-avancé; tels
ont été HOMERE, DEMOCRITE, PAR-
MENIDE, HIPPOCRATE, PLATON,
PLUTARQUE, *le Chancelier* BACON,

ALDROVANDI, GALILÉE, HARVEY, WALLIS, BOYLE, LOKE, LEIBNITZ, NEWTON, BOERHAAVE; mais en faut-il inférer que les longs travaux de l'esprit, lorsqu'ils font exceffifs, ne foient pas nuifibles ? Gardons. nous de tirer une fi fauffe conclufion. : on pourroit feulement préfumer qu'il y a des hommes nés pour ces fortes d'excès, & que peut-être cette heureufe difpofition de fibres qui forme les grands hommes, eft la même que celle qui conduit à la vieilleffe.

D'aillleurs, c'eft bien plus par la force de leur génie que par l'affiduité de leur travail que ces grands hommes fe font fait un nom immortel. De deux loifirs, les diftractions que la célébrité même

Mens fana in corpore fano

entraîne néceffairement, l'exercice que les devoirs de leur état les obligeoient à prendre, ont réparé le mal que leur faifoit l'étude.

Vous vous rappellez tous dans cet inftant, & vous le nommez avant que je le défigne, cet homme refpectable qui a fait pendant plus de cinquante ans, l'ornement & les délices de cette Académie & de cette ville (1) : il

____

(1) M. POLIER Prof. en Catechèfe & en langues orientales.

avoit

avoit cultivé les Sciences dès sa jeuneffe jufqu'à fes derniers jours ; il étoit
profondément verfé dans toutes celles
qui étoient proprement l'objet de fa
vocation , & dont le diftrict eft fi éten-
du ; il n'y en avoit aucune autre fur
lefquelles il ne fut inftruit : tant de
connoiffances fuppofoient de grands
travaux , fa fanté n'en avoit cependant
point été altérée , & nous l'avons vu
entrer dans fon dix-huitiéme luftre fans
avoir rien perdu ni de la force de fon
génie ni de la vivacité de fes fens ;
m'objecterez-vous cet exemple? Non ,
Meffieurs ; mais le fouvenir des détails
de fa vie vous le préfentera comme un
modèle à offrir à tous les Gens de
Lettres. Il fut être favant fans ceffer
d'être homme ; il fut acquérir les connoiffances les plus profondes & les plus
variées fans facrifier fes devoirs à la
fcience , & en rempliffant ceux de citoyen , de pere , de profeffeur , d'ami ,
de membre de la fociété , comme s'il
n'eût été que citoyen , que pere , que
profeffeur , qu'homme du monde. Il
alloit réparer les forces de fon efprit
fatigué par le travail en exerçant fon
corps à la culture de fes jardins ; il
foutenoit l'un & l'autre par cette gaieté , cette aménité que le cabinet tue ,
& qu'on n'entretient qu'en commer-

çant avec les hommes pour leur faire du bien. En examinant le genre de vie de M. de FONTENELLE, dont le nom est à la tête du catalogue des Gens de Lettres parvenus à la plus grande & à la plus heureufe vielleffe, on fe convaint également que ce n'eft qu'en alliant les douceurs de la vie civile aux travaux littéraires qu'il a pu courir fans infirmité cette longue carriere. Toutes ces vies ne reffemblent point à celles des érudits, efpece d'hommes à peine connue des Anciens, qu'on vit naître au temps de la décadence des Lettres & reparoître au temps de leur renouvellement, & qui, attachés à l'ouvrage comme le manœuvre à fa brêche, pourroient être comparés à quelques *Fackirs* des Indes ; comme eux ils fe féparent du genre-humain, comme eux ils fe macérent de plein gré fans que fouvent il en revienne le plus léger avantage à la fóciété, & la différence ne confifte que dans les inf-truments de leurs fupplices ; les uns s'expofent aux ardeurs brûlantes du foleil, aux plus grandes rigueurs du froid ; ils fe déchirent avec des cloux, des chaînes, des fouets ; les autres fe tuent avec des livres de manufcrits, des médailles, des infcriptions anti-ques, des caracteres indéchiffrables, &

fur-tout en fe livrant à cette totale inaction du corps qui eft la feconde cauſe , malheureuſement trop féconde , des maladies des Gens de Lettres , & dont on comprendra aifément les dangers en jettant un coup d'œil fur la ſtructure de l'homme.

§. 18. Le corps humain eft compoſé de vaiſſeaux & de fluides contenus & mis en mouvement dans ces vaiſſeaux. Lorſque les vaiſſeaux n'ont ni trop , ni trop peu de force , lorſque les fluides ont la confiſtance qui leur convient , qu'ils ne font ni trop ni trop peu en mouvement , l'homme eft dans l'état de ſanté. Mais faiſons-y attention le mouvement du ſang eft ici ce qui intéreſſe le plus : dès qu'il change , l'état des ſolides & des fluides change avec lui ; s'il eft trop fort , les ſolides s'endurciſſent , les fluides deviennent épais , s'il eft trop foible , la fibre ſe relâche , le ſang s'atténue. Tout le corps eft formé par le chyle qui eft plus léger qu'aucune autre partie ſolide ou fluide ; le mouvement aſſemble , réunit , épaiſſit ſes molécules ; & ſi le mouvement vient à s'affoiblir , les différentes parties du corps n'acquierent point le degré de confiſtance & de fermeté qui leur eft néceſſaire pour leurs fonctions.

Le cœur eft le premier principe du

mouvement dans le corps humain ; c'eſt lui qui met toute la maſſe des fluides ; mais il ne peut pas tout faire lui ſeul, & l'Auteur de la Nature lui a donné pluſieurs ſecours qui ne peuvent lui manquer, ſans que la circulation ſe rallentiſſe, & qu'il en réſulte pluſieurs maladies cauſées par ce rallentiſſement. Parmi ces ſecours deſtinés à aider la circulation, & à augmenter l'action des vaiſſeaux, le mouvement muſculaire eſt un des plus efficaces, on peut s'en convaincre en voyant tous les jours les Chirurgiens, après une ſaignée, hâter le mouvement du ſang, en faiſant tourner un étui au malade ; ou encore plus aiſément, en marquant combien l'exercice hâte le battement du pouls. Les principaux effets de l'exercice ſont de fortifier les fibres, de maintenir les fluides dans l'état convenable, de donner de l'appétit, de faciliter les ſecrétions, & ſurtout la tranſpiration, de relever le courage, & de produire une ſenſation agréable dans tout le ſyſtême nerveux.

§. 19. Les effets au contraire de la vie trop ſédentaire ſont de détruire la force des muſcles, & de les mettre, par la deſſuetude, hors d'état de ſupporter le mouvement : la circulation privée d'un ſecours conſidérable &

abandonnée aux feules forces du cœur & des vaiffeaux, s'affoiblit d'abord dans les plus petits, & enfin dans tout le corps. La chaleur diminue, les humeurs croupiffent & fe corrompent; les unes s'attenuent, les autres s'épaififfent, toutes font altérées, & les fécrétions & les évacuations naturelles ne fe faifant plus bien, le corps refte furchargé des humeurs excrémentitielles, dont l'évacuation réguliere eft le confervateur le plus fûr d'une fanté ferme : leur acrimonie mine par degrés les corps, les forces diminuent, le fang devient aqueux ; de-là, entr'autres maladies, l'hydropifie fi ordinaire chez les Gens de Lettres, & qui attaque fouvent le cerveau même, comme on l'a déjà vu plus haut, & comme j'en ai eu depuis peu un nouvel exemple dans la perfonne d'un Magiftrat refpectable, qui avoit détruit une forte conftitution, non par l'étude, mais par des travaux d'efprit plus défagréables, & par la vie fédentaire.

Cet épanchement aqueux dans le cerveau n'a point échappé aux grands obfervateurs, & M. VAN SWIETEN en d'écrit les effets avec autant de force que d'exactitude » Les Gens de Lettres » dit-il, qui menent une vie fédentaire, » & qui paliffent fur leurs livres, font

» souvent exposés à une apoplexie, qui
» dépend de cette cause, & qui ne vient
» qu'à pas lents & comme par degrés.
» D'abord ils deviennent languissants ;
» il aiment le repos & l'indolence ; leur
» esprit s'émousse ; leur mémoire s'af-
» foiblit & chancele ; ils deviennent
» ensuite pesants, assoupis, stupides,
» & souvent ils restent long-temps
» dans ce triste état avant que de mou-
» rir. J'ai vu avec une extrême pitié
» des Savants du premier ordre, & qui
» avoient rendu de grands services à la
» littérature, se survivre à eux-mêmes
» plus d'une année, oublier tout, &
» mourir enfin d'apoplexie. (1).

§. 20. Les parties qui se ressentent
le plutôt du manque d'exercice sont
celles dans lesquelles les vaisseaux naturellement foibles ont le plus besoin
d'être aidés pour conserver au mouvement des fluides l'activité nécessaire ;
tels sont sur-tout les organes du bas
ventre, destinés à l'importante fonction
des digestions. L'estomac s'affoiblit, la
nature des sucs digestifs qui s'y séparent
s'altére, la digestion devient plus lente,
pénible, imparfaite, parce que l'action
des forces digestives étant diminuée, les
aliments, au lieu d'éprouver ces changements qui font une bonne digestion,

____

(1) T. 3. p. 263.

ne font prefque que fe corrompre , comme ils le feroient par tout ailleurs où ils éprouveroient le même degré de chaleur & d'humidité. Les végé-taux développent leur acide qui en irri-tant les nerfs produit des douleurs , des crampes , ces aigreurs cruelles qui font éprouver ce fentiment continuel de chaleur au creux de l'eftomac & à la gorge qu'on appelle *fer chaud* , des agacements de dents &c. Les graiffes fe ranciffent : les œufs , les viandes fe pourriffent , & occafionnent des rap-ports putrides, une foif ardente , une fievre lente , des diarrhées continuel-les , un affoibliffement général , une in-quiétude inexprimable. L'humeur clai-re & favoneufe que les petits vaiffeaux de l'eftomac exhalent continuellement, non-feulement eft incapable de diffou-dre les aliments , mais devenant elle-même épaiffe , gluante , dure , elle for-me des amas qui détruifent l'appétit & font éprouver un fentiment continuel de froid & de péfanteur dans cette par-tie.

§. 21. Les inteftins , qui ont la mê-me organifation que l'eftomac , éprou-vent les mêmes accidents , & l'action de la refpiration qui , quand elle eft for-te , preffe , pendant qu'on infpire , tous les vifceres du bas-ventre & y aide par

la même la circulation, l'action, dis-
je, de la respiration se trouvant diminuée par la cessation du mouvement
musculaire qui l'anime puissamment,
celle de tous ces organes se trouve affoiblie, l'on tombe dans la constipation; il se forme, comme dans l'estomac, des amas de matieres glaireuses,
source de plusieurs maux, & auxquels
les Savants sont sujets, comme il arriva au célébre JUSTE-LIPSE, Professeur d'histoire à Leyde, qui, quoique
dirigé par le célébre HEURNIUS, son
collegue & son ami, souffrit très-long-
temps, & ne fut guéri qu'après avoir rendu une masse de la figure & de la cou-
leur de ses intestins. C'etoit une pituite
gluante & visqueuse, fruit de sa vie sédentaire & de ses études, qui avoit rempli peu-à-peu le canal intestinal; cette pituite, dégénérant en pourriture,
avoit attaqué toute l'œconomie animale; mais le foyer étant détruit le malade recouvra bientôt la santé. (1).

Les excrements ainsi amassés, com-
priment les parties voisines par leur volume, irritent les intestins par leur âcreté, & leurs parties putrides infectent

____

(1) ADAM *vitæ médicorum*. p. 372. FERMEL ob-
serva une maladie entiérement semblable à Paris
chez un Ambassadeur étranger, qui guérit, comme JUSTE LIPSE, par l'évacuation d'une masse énor-
me de glaires durcis.

toute

toute la maſſe des humeurs ; délà ces coliques cruelles qui ſont le fléau des Gens de Lettres, & qu'on guérit avec d'autant plus de peine, que des erreurs de regime les font renaître ſans ceſſe ; (1) délà ces vents dont ſe plaignent en général tous les gens ſédentaires & qui, produiſant des ſymptômes fort variés, en impoſent quelquefois pour d'autres maladies.

§. 22. L'eſtomac & les inteſtins ne ſont pas les ſeuls viſceres du bas-ventre qui ſouffrent, tous les autres éprouvant les mêmes influences de l'inaction, éprouvent auſſi des dérangements analogues. Le ſuc pancréatique s'épaiſſit & devient inutile ; les fonctions de la rate ne ſe font plus bien ; celles des organes, qui ſervent à la ſéparation & la préparation de la bile, ſe dérangent totalement ; cette liqueur retenue obſtrue le foie, s'épaiſſit, ſe durcit, elle ceſſe de ſe porter dans les inteſtins, elle y manque aux ſecondes digeſtions, le chyle croupit dans les premiers inteſtins, s'y gâte, & cette partie devient le ſiege des maladies les plus graves. La partie de la bile, renfermée dans la vé-

____

(1) On trouve dans le *Journal de Médecine*, t. 1. p. 352. l'hiſtoire très-intéreſſante d'une colique cruelle, produite par des études & des veilles opiniâtres, qui avoit des retours très-fréquents.

ficule du fiel, pour y recevoir une nouvelle préparation qui la rend plus efficace, s'y épaiffit & forme des calculs
connus fous le nom de calculs biliai-
res, qui font la caufe des coliques les
plus atroces, dont on ne peut efpérer
la guérifon que quand ils peuvent paffer
jufques dans les inteftins & fortir avec
les felles. Quand ils font ou trop gros
pour paffer par le canal cholédoque,
ou que les forces néceffaires pour les
chaffer & les circonftances néceffaires
pour faciliter leur fortie manquent ; ou
afin quand ils font fitués dans des parties où ils ne peuvent point trouver
d'iffue, comme chez ST. IGNACE DE
LOYOLA, qui les avoit dans la veine-
porte, (1) on eft condamné à fouffrir toute fa vie & à mourir cruellement.
Si, au lieu de fe durcir, la bile fe pour-
rit, elle acquiert alors une âcreté exceffive qui irrite, ronge, enflamme, ul-
cere tous fes organes, & produit les
maladies les plus affreufes puifqu'elles
font accompagnée d'angoiffes inexpri-
mables, que j'ai vu réduire des Hommes de Lettres, nés avec la plus grande force d'efprit, dans un état de dé-
fefpoir dont ils rougiffoient dans les inf-

(1) Son cadavre fut ouvert par COLUMBUS, ce
fameux reftaurateur de l'anatomie. VAN SWIETEN
t. 3. p. 87.

tants de calme dont ils jouissoient.

§. 43. Parmi les maux que la vie sédentaire des Hommes de Lettres, produit presque inévitablement en dérangeant la circulation dans les visceres du bas-ventre, & y produisant un principe d'obstruction, on doit compter l'hypocondrie. On divise cette maladie en deux especes ; celle qui est simplement nerveuse, nous avons vu plus haut qu'elle étoit l'effet de la contention, & celle qui dépend de l'engorgement des visceres du bas-ventre & du dérangement des digestions ; elle est l'effet constant de l'inaction ; & il est aisé de comprendre comment les causes de ces deux especes de maladies se trouvant réunies chez les Gens de Lettres, il est si rare qu'ils n'en soient pas plus ou moins atteints, & si difficile de les en guérir radicalement (1). Les exemples dans ces cas sont si fréquents, qu'il est presque inutile d'en citer : si l'on en demandoit, je nommerois SWAMMER-DAM, cet habile observateur de la Nature, qui étoit tellement tourmenté

(1) Ci dimostra l'esperienza che i litterati ben chez fosseto di gioviale temperamento, diventano, a longo endare fissi, taciturni, pallidi, macilenti & stranamente bessagiliati da passione ipocondriaca, tiranna consueta di gente stazionaria. *Anton.* FELICI, *differte gioni epistolari* p. 203.

par l'*atrabile* ou *bile noire*, qu'à peine
daignoit-il répondre à ceux qui lui par-
loient ; il les regardoit & demeuroit
immobile. Quand il montoit en chaire, souvent il y restoit comme inter-
dit, sans répondre aux objections
qu'on lui faisoit. Peu de temps avant
sa mort, il fut saisi d'une fureur mé-
lancolique, & dans un de ses accès,
il brûla tous ses écrits ; enfin il périt
maigre & désseché comme un squelet-
te, & conservant à peine la figure hu-
maine (1).

On a observé, il est vrai, depuis
long-temps, que cette espece de mélancolie est quelquefois utile aux Lettres, en ce que les mélancoliques, attachés à une seule idée, considerent,
examinent le même objet sous toutes
ses faces & sans distraction. Mais fut-
il jamais un homme assez insensé
pour souhaiter d'augmenter à ce
prix sa pénétration ? On est trop savant quand on l'est aux dépens de sa
santé ; à quoi sert la science sans le
bonheur ?

Il y a à la vérité quelques hommes à
qui la Nature a donné un estomac d'a-
thlete, des entrailles de fer, des nerfs ro-
bustes, & qui peuvent supporter im-

____

(1) BOERHAAVE *prælect. ad. inst.* Parag. 896. t.
7. P. 175.

punément les travaux de l'efprit, la vie
fédentaire, & faire des excès en tout
genre, fans en déranger leurs digeftions ; mais en font-ils plus heureux ?
point du tout : leurs vaiffeaux fe rem-
pliffent d'une trop grande quantité de
fang, les cellules, réfervées à la graiffe,
s'engorgent, les organes intérieurs font
comprimés de tous côtés ; ils deviennent pareffeux & pefants ; le moindre
mouvement les met en fueur & hors
d'haleine ; ils périffent avant le temps,
ou d'apoplexie, ou d'un catarre fuf-
foquant, ou de quelqu'une des maladies occafionnées par la pléthore ; &
l'on a remarqué avec raifon que c'eft
fouvent un malheur pour les Gens de
Lettres, que d'avoir un eftomac trop
fort (1).

§. 24. Il n'y a pas une partie du
corps que la vie fédentaire n'affoiblif-
fe : quand le fang eft une fois vicié, il
attaque tôt ou tard toutes les parties
qu'il arrofe ; les poumons, dont la
fubftance eft très-délicate, qui font la
premiere partie à laquelle le chile eft
porté, qui feuls reçoivent autant de
fang que tout le refte du corps, qui
font deftinés à lui donner une préparation très-importante, fe reffentent

____

(1) C'eft une obfervation de LANCISI *de mort.*
fubitan. libr. 1. cap. 22.

bientôt de son altération ; on éprouve
des chaleurs de poitrine, des douleurs
entre les deux épaules, de la toux,
des crachements incommodes ; les
poumons se remplissent d'une humeur
épaisse qui les obstrue & produit souvent des asthmes cruels ; il s'y forme
de petites inflammations, des suppurations, des abcès ; il survient une
fievre lente qui en est la suite : c'est
d'un abcès au poumon que mourut
le célébre TRINGLAND, après avoir
essuyé des douleurs très-fortes ; cette
maladie fut la suite d'une cachéxie,
dans laquelle ses études l'avoient jet-
té, & qui résista aux soins mêmes de
M. BOERHAAVE (1). Les poumons
de SWAMMERDAM devinrent une
vraie carriere, & il cracha de petites
pierres long temps avant sa mort.

§. 25. La pierre & les maladies de la
vessie sont encore un fruit de l'amour
aux Lettres ; HEURNIUS, CASAUBON,
BEVEROVIC, SYDENHAM, & tant
d'autres en ont fait la triste épreuve, &
personne n'ignore les cruelles douleurs
en ce genre auxquelles est sujet l'illustre
Antagoniste des Sciences.

§. 26. Un autre effet funeste de la vie
sédentaire, c'est de diminuer la transpi-

(1) MARCKII orat. funebr. in obitum TRIGLAN-
DI, Leid. 1705.

ration infenfible, cette évacuation la plus confidérable & la plus importante, dont la régularité eft un des principaux boulevards de la fanté. Les vaiffeaux par lefquels elle fe fait font fi foibles, fi petits, fi éloignés du premier mobile de la circulation, fi expofés aux injures des impreffions extérieurs, que fi la force de la circulation n'eft pas aidée par le mouvement mufculaire, fi ce même mouvement, en augmentant l'action des vaiffeaux, ne procure pas aux humeurs ce degré de préparation néceffaire pour que chaque partie qui doit être évacuée foit propre à l'être par les couloirs que la Nature lui a deftinés, il eft prefqu'impoffible qu'elle ne foit pas dérangée ; & dès qu'elle l'eft, les humeurs fuperflues dont elle devoit délivrer le corps, y féjournent, corrompent la maffe des humeurs, refluent fur quelqu'organe & produifent des douleurs, des fluxions, des rhumes, cette pituite fi fréquente chez les Savants, dont HORACE fe plaignoit amérement, & qui leur fait éprouver fouvent, quand ils lifent long-temps de fuite, des toux ou des enchifrenements plus ou moins incommodes, enfin des fievres irrégulieres dont on ne peut accufer aucune caufe extérieure, & dont GALIEN nous a confervé un exemple bien fenfible dans l'hiftoire de PREMIGENES. ,, Ce célébre Philofophe péripatéti- ,, cien , qui paffoit fa vie à lire & à ,, écrire , & qui tranfpiroit mal , étoit ,, fûr d'avoir un accès de fievre s'il ne ,, fe baignoit pas tous les jours , pour ,, que le bain évacuât cette humeur ,, âcre de la tranfpiration , dont la ré- ,, tention produifoit ces accès (1).

§. 27. Nous avons vu que les travaux de l'efprit affoibliffent immédiatement les nerfs , le repos exceffif fuffit pour les détruire , & il produit fouvent cet effet , même dans ceux dont l'efprit eft auffi pareffeux que le corps. Ils font la principale partie de la machine humaine ; dès que quelque fonction du corps eft dérangée , ils en fouffrent , & leurs dérangements , quand ils n'avoient pas de caufes fenfibles , m'ont fouvent fait conjecturer quelque maladie naiffante , dont un examen attentif pouvoit démêler le germe , & par-là donner la facilité de le détruire , avant qu'il eût fait des progrès. Il eft fur - tout très - ordinaire que certains défordres de l'eftomac fe faffent appercevoir promptement par ceux qu'ils occafionnent dans les nerfs qui , placés entre l'efprit & le corps , portent la

(1) GALIEN de fanit. tuend. l. 5. c. 11.

peine des excès & des erreurs de tous les deux, & rendent à l'un les maux qu'ils reçoivent de l'autre : c'eſt ainſi que par un cercle vicieux l'eſprit nuit au corps, le corps nuit à l'eſprit, & que l'un & l'autre détruiſent à frais communs le ſyſtême des nerfs.

§. 28. La liqueur ſéminale que pluſieurs grands hommes ont cru à peu près ſemblable au ſuc nerveux, perd auſſi beaucoup de ſon activité ; & ſi en partant de ce principe on conſidére en même-temps ce que chaque partie du pere doit contribuer à la formation du fils, on trouvera pêut-être pourquoi il eſt ſi rare que les grands hommes aient des fils dignes d'eux. La molécule animée, que HARVEI appelle *punctum ſaliens*, ne ſe développe point dans ſes premiers moments avec aſſez de force ; cette impreſſion de foibleſſe ſe fait ſentir toute la vie, & eſt d'autant plus marquée ſur les organes de la penſée que le cerveau du pere n'a pas donné à la liqueur vivifiante cette part de préparation néceſſaire pour que celui du fils acquît un grand degré de force.

§. 29. Des cauſes qui détruiſent les digeſtions, épuiſent les nerfs, appauvriſſent le ſang, & troublent toutes les évacuations, doivent produire la foibleſſe, & c'eſt ce qui arrive aux ſavants trop appliqués. Quand H. BRIGES eut publié ses tables de logarithmes , il comptoit de les continuer , mais la contention de son esprit avoit été si grande que les forces lui manquerent absolument (1) , & il ne les recouvra jamais. » Quoique la santé de M. de » VARIGNON parut devoir être à toute » épreuve, dit M. de FONTENELLE , » l'assiduité & la contention du travail » lui causerent une grande maladie ; » il fut six mois en danger , & trois » ans dans une langueur qui étoit un » épuisement d'esprits visible (2). « D'autres tombent dans un relâchement si général que leurs chairs deviennent absolument molles & flasques , leur pouls foible , leurs gencives si lâches qu'elles laissent échapper les dents sans douleur & sans être gâtées. Ce même principe de foiblesse, joint aux maladies aiguës , les rend très-dangereuses pour les Gens de Lettres ; & un célebre Médecin Anglois a remarqué avec raison que celles qui étoient les plus bénignes pour les autres , devenoient quelquefois mortelles pour eux (3). Le manque de force porte dans les

(1) SAVERIEN *hist. des progr. de l'esp. humain , &c. p. 460.*
(2) *Dans son éloge , œuvr. t. p. 94.*
(3) MORTON *de variolis cap. 6. oper. omni. p. 382.*

fonctions pendant la fievre une irré-
gularité qui en trouble la marche, les
humeurs paffent d'abord à un degré de
corruption dangereux, le cerveau s'embarraffe dès le commencement, les remedes operent mal, les crifes ne fe
font point, & le malade, privé des
reffources de la nature, fuccombe
malgré les fecours de l'art. Je viens
d'en avoir un trifte exemple dans la
maladie du refpectable Recteur qui
nous manque dans cette circonftance
(1), & auquel les vœux publics pro-
mettoient les années de Neftor, mais
dont un travail prodigieux avoit détruit
le tempérament. Le moment même
où fon mal à commencé, a été marqué
par une fi grande foibleffe que j'ai perdu tout efpoir de guérifon, & j'ai prévu l'irréparrable perte que vienent de
faire la religion, la vertu, l'églife, la
patrie, fa famille éplorée, cette jeuneffe académique : Quel homme, Meffieurs, quel collegue, quel ami,
vient de nous être enlevé ; femblable
à ce Romain dont Pline nous a confervé le portrait (2), fa vie fut fainte,
fon exactitude à remplir tous fes de-

(1) M. J. Alph. Rosset, Profeffeur en Théo-
gie, & Recteur depuis quelques mois.

(2) Euphrates, voy. Plinii Cæcilii epift. lib.
1. p. 8.

voirs , quelque multipliés qu'ils fuffent , fcrupuleufe, fa bonté , fa dou-
ceur étoient inaltérables : il fut ref-
pecté de chacun fans que perfonne ait
jamais redouté fa préfence , parce
qu'ennemi du vice , il ne fut jamais
haïr le vicieux ; très-favant , très-élo-
quent , fes difcours étoient pleins de
chofes , fon ftyle étoit doux , coulant,
varié , & l'on y trouvoit cette fublimi-
té qui fubjugue les cœurs & entraîne
les volontés ; il jouit pendant fa vie
de la plus grande confidération , &
il laiffe les regrets les plus vifs & les
plus finceres ; mais je reviens à mon
fujet.

§. 30. La contention de l'efprit &
l'inaction du corps font les deux principales caufes des maladies des Gens de
Lettres , mais elles ne font pas les feules ; il m'en refte d'autres à indiquer
& la premiere qui fe préfente , c'eft
l'attitude même d'un homme qui étu-
die , attitude qui ne peut-être que nuifible à la fanté. Le pli que les vaiffeaux
fouffrent au haut de la cuiffe & fous le
genou , dans un homme affis , gênent
la circulaltion dans les parties inférieu-
res , qui à la longue en fouffrent néceffairement ; la courbure du corps
gêne les vifceres du bas-ventre , leurs
fonctions font troublées, les digeftions

éprouvent une nouvelle cause de dé-rangement ; l'eftomac fouvent com-primé fouffre plus particuliérement, & cette irritation méchanique jointe à tout ce qu'il fouffre par la tention du cerveau & l'inaction rend les Gens de Lettres plus fujets que les autres à cette cruelle maladie connue fous le nom de cardialgie (1). Le fang qui a de la pei-ne à remonter dans les veines du bas-ventre s'accumule dans celles du fon-dement, où il eft déterminé par fon propre poids, & où il trouve moins de réfiftance ; de-là vient que les fa-vants font fi fouvent tourmentés par les hémorroïdes, maladie funefte qu'on a mal à propos regardée pendant long-temps comme une évacuation utile & qu'il falloit chercher à entretenir, mais dont de grands Médecins ont en-fin fait connoître les dangers (2) que j'ai moi-même indiqué dans un autre ouvrage (3). Elles ont quelquefois fait du bien, comme toutes les autres hé-morragies ; mais les dangers qui les accompagnent font fi confidérables

(1) ARETÆUS, COELIUS AURELIANUS AETIUS ont déjà remarqué que c'étoit une maladie ordinai-re aux Gens de Lettres ; voyez fur-tout la belle dif-fertation de M. RICHTER *de Cardialgia*, *Gœt-zing*. 1850.

(2) Voyez l'excellente differtation de M. HAEN *thefes pathologicæ de hæmorroidibus*, *Viennæ* 1759.

(3) *Epiftol.* ZIMMERMANNO *p*. 19. &c.

que dès que quelqu'un en eſt menacé, un Médecin ſage doit preſque toujours chercher à les prévenir, & je l'ai fait très-ſouvent avec le plus heureux ſuccès.

§. 31. L'on peut regarder les veilles comme une quatrieme cauſe des maladies des ſavants ; elles leur nuiſent de pluſieurs façons.

1°. L'homme qui a travaillé pendant le jour, travaille beaucoup trop s'il continue ſes travaux pendant une partie de la nuit.

2°. Le temps du ſommeil ſe trouve par-là trop racourci, il eſt inſuffiſant pour réparer.

3°. Le ſommeil qui ſuccede à une longue contenſion n'eſt jamais calme & tranquille ; il ne produit point l'effet qu'il devroit produire, parce que les fibres du cerveau continuent leurs oſcillations, les penſées ſe perpétuent ſans que l'on puiſſe en rompre le fil, on ne s'endort point, ou ſi l'on s'endort c'eſt d'un ſommeil léger qui eſt plutôt une demi-veille, pendant laquelle les idées fatiguent ſans être utiles, qu'un enchaînement total des ſens qui caractériſe le vrai ſommeil. Les Anciens, plus ſages que nous, avoient mieux connu le danger, ils ſavoient partager leurs temps entre les occupations & les délaſſements ; leur ſoirée n'étoit preſque jamais remplie par des occupations ſéiieuſes , & ASINIHUS POLLIO, ce célebre Conſul & orateur Romain , qui le premier forma une bibliotheque à Rome , ſavoit ſi bien que les études du ſoir ſont dangereuſes, qu'il ne liſoit pas même des lettres depuis la dixieme heure, c'eſt à-dire, deux heures avant le coucher du ſoleil (1).

4°. On contrarie par les travaux nocturnes les loix de la Nature qui déſigne le commencement de la nuit pour celui du repos ; elle invite alors au ſommeil par la nature de l'air plus humide, plus froid , moins ſain , par les ténebres, par le ſilence , par l'exemple de tous les êtres vivants ; la plupart des animaux ſentent leurs forces diminuer ſenſiblement au coucher du ſoleil , & tombent dans le ſommeil juſques au retour de cet aſtre qui rend à l'air toute ſa ſalubrité ; pluſieurs plantes mêmes paſſent à un état qu'on a à juſte titre appellé leur ſommeil. L'homme de Lettres devroit-il partager l'uſage de la nuit avec l'homme méchant & la bête féroce.

Les influences dangereuſes de l'air nocturne ſont ſi marquées chez quelques perſonnes que M. VAN SWIETEN

(1) SENEQUE de tranquillitat. anim. cap. 15.

a connu un gouteux qui ne pouvoit pas lire, même une lettre, après le coucher du soleil sans hâter l'accès. Il n'y a pas moins de danger à méditer au lit qu'à se coucher trop tard; la méditation, je l'ai déjà dit, détermine une plus grande quantité de sang au cerveau, la position horizontale du corps facilite cet effet, le sommeil qui survient l'augmente, & cet organe doit par-là même nécessairement souffrir de cette mauvaise habitude comme tout le corps souffre de la privation de sommeil qui est une suite des veilles littéraires; on s'affoiblit, on éprouve des maux de tête violents, les nerfs s'usent, leurs mouvements deviennent irréguliers, l'ordre des idées se trouble, on tombe dans un vrai délire, qu'un sommeil doux & tranquille pourroit peut-être détruire, mais comment espérer de le recouvrer ? De toutes les fonctions dérangées le sommeil est celle qui se rétablit le plus difficilement; on le perd avec gaieté, on le pleure avec amertume, & presque toujours inutilement. J'ai sous les yeux une lettre que je viens de recevoir, d'une Dame, âgée de cinquante ans, qui commence ainsi l'histoire de ses maux : » Je suis » née bien constituée, mais dans ma » première jeunesse, ayant passé une par-
                                    » tie

» tie des nuits à lire, je me trouvai dès
» l'âge de dix-huit ans, dans un acca-
» blement qui a commencé le déran-
» gement ; j'eus des fluctions, &c. &
» des *infomnies*, dont je me fuis *tou-*
» *jours reffentie*, actuellement encore
» j'en fuis *très - fouvent tourmentée je*
» *parle des infomnies.* «

5. Les vapeurs graffes des matieres
qu'on eft obligé de brûler pour s'éclairer, augmentent encore le danger des
veilles, en corrompant l'air, & en le
rendant également nuifible aux yeux,
aux nerfs & aux poumons ; on diminue beaucoup ce danger en brûlant de
la bougie, mais il fubfifte toujours
jufques à un certain point.

§. 32. L'air enfermé que les hommes, qui ne vivent qu'avec leurs livres, refpirent continuellement eft une
cinquieme caufe, à laquelle on ne fait
généralement pas affez d'attention,
qui contribue beaucoup à aggraver leurs
maux ; un air pur, ouvert, cham-
pêtre rafraîchit, donne de la force, du
bien être, facilite la refpiration & la
tranfpiration, anime toute la machine;
il n'y a perfonne qui n'ait vérifié par
foi-même cette expérience, & qui ne
fente par-là même combien un tel air
feroit utile aux gens de Lettres, mais
loin d'en jouir, ils vivent au contraire

presque toujours dans un air qui, étant rarement renouvellé, est épais, vaporeux, sans élasticité, qui échauffe au lieu de rafraîchir, appésantit au lieu d'animer, relâche au lieu de fortifier, nuit à la transpiration au lieu de la favoriser, & augmente par-là les mauvais effets de toutes les autres causes qui nuisent aux Savants. Ne pas renouveller tous les jours l'air de sa chambre, c'est vivre des ordures de la veille ; & quels sont les érudits qui le renouvellent tous les jours ?

§. 33. Cette indolence de plusieurs savants, sur l'air qu'ils respirent, s'étend quelquefois sur toute leur personne, j'en ai vu qui négligeoient la propreté au point d'inspirer le dégoût, & de s'exposer à toutes les maladies qui sont une suite de la mal-propreté dont on peut faire une sixieme cause qui a beaucoup plus d'influence qu'on ne lui en suppose ordinairement (1), & dont un des effets les plus pernicieux c'est de diminuer la transpiration. La malpropreté des dents qui est si fréquente, a aussi ses inconvéniens & ses dangers, en négligeant de les nettoyer elles se

____

(1) L'on a sur cette matiere une excellente dissertation d'un des plus grands Médecins que l'Allemagne ait produit, I. Z. PLATNERI *dissertatio de morbis ex immunditiis*, *Leips.* 1731 *opuscul t.* 1. *p.* 70.

couvrent d'un tartre épais & fœtide qui exhale une odeur infecte dont tous ceux qui les approchent sont empoisonnés, & qui corrompt leur propre salive, gâte leurs gencives, leur procure des fluxions fréquentes, des douleurs aiguës, des inflammations, des abcès, des ulcérations dans toute la bouche, enfin la perte de leurs dents ; qui prive leur eſtomac du secours de la maſtication, ſi important à tout le monde, & plus encore à ceux qui, comme les Gens de Lettres, ſont ſujets à faire de mauvaiſe digeſtions, qui ont encore beaucoup à ſouffrir chez eux de la mauvaiſe habitude de lire même pendant les repas, & de s'occuper d'abord après.

§. 34. Cette ſeptieme cauſe, aux influences de laquelle peu de perſonnes qui oſent s'y expoſer, peuvent ſe ſouſtraire eſt une de celles qui attaquent le plus promptement l'eſtomac. L'action des nerfs eſt ſi néceſſaire aux digeſtions que ſi on lie dans un animal les nerfs qui vont à l'eſtomac, les aliments s'y pourriſſent ſans s'y digérer (1) ; quand l'ame occupée ſuſpend la diſtribution des eſprits animaux dans le temps qu'ils ſont néceſſaires à cet organe, les digeſtions ſont néceſſaire-

____
(1) HALLERI oper. minor. t. I. p. 359.

ment viciées ; les aliments féjournent
long-temps & fe digerent mal ; il s'en
développe beaucoup d'air qui irrite
l'eftomac, le gonfle, & après ce gon-
flement le laiffe plus foible. X I L A N-
D R E , dans fa belle lettre à P L E M-
P I U S fur les maladies qu'entraîne
l'exercice de la magiftrature , a très-
bien vu , & exprimé d'une façon con-
forme à la théorie de ce tems-là , *que
ceux qui diftraient continuellement la
chaleur de l'eftomac , pour vaquer aux
fonctions de l'ame , font incapables de
digérer* (1) ; & P L E M P I U S , dans
fon ouvrage , fait fentir le danger de
cette mauvaife habitude (2) , qui n'a
échappé à aucun des Médecins qui fe
font occupés des différentes parties de
la diete , & fur-tout de celle qui convient à ceux qui cultivent les fciences.

§. 35. Cette ardeur du travail portée
à cet excès également ridicule & blâ-
mable , qui ne permet pas de prendre
le temps de manger & de boire , entraîne une autre imprudence qui a auffi
des fuites fâcheufes , & que je compte
pour la huitieme caufe des maladies des
Gens de Lettres , c'eft la mauvaife ha-

(1) Cette lettre écrite en 1662, fe trouve à la tête
de l'ouvrage de P L E M P I U S *de togatorum valetudine
tuenda.*

(2) p. 110.

:bitude de retenir long-temps les urines
& de différer d’aller à felle. Ces excréments trop long-temps retenus fe corrompent, s’atténuent, irritent les inteftins ou la veffie, en alterent la fubftance muqueufe, & y caufent fouvent
des cruelles maladies. Les petits vaiffeaux, dont toutes les cavités du corps
font remplies, pompent des particules putrides ; qui paffant dans le fang,
le corrompent, & ce qui eft peut-
être plus funefte encore, les nerfs
ceffent, après un certain temps, d’o-
béir à l’aiguillon du befoin ; fouvent même l’extrême tenfion les rend paraly-
tiques ; alors la veffie & les inteftins
n’ont plus la force de chaffer l’urine &
les excréments (1) & l’art eft obligé
de les provoquer. D’autres fois l’on
tombe dans une maladie très-oppofée
en apparence quoiqu’elle dépende de
la même caufe, & qù’elle ne differe
de la premiere que par la différente
partie de la veffie qui fe trouve paralytique, c’eft une incontinence d’uri-

______

(1) GALIEN a déja très-bien connu cette caufe
de maladie, & il nous apprend qu’il a vu plufieurs
perfonnes qui, ayant retenu trop long-temps leur
urine, foit par diftraction quand elles étoient fort
occupées, foit par pareffe, foit par décence dans
les temples, au Sénat, au barreau, à table, avoient
perdu le pouvoir de les rendre. *De fymptomat. cau-*
fis lib. 5. *cap.* 8. *& de loc. affect. libr.* 6. *cap.* 4.
Chatter. t. 7. *p.* 98 *&* 515.

rine , & j'ai été consulté par plusieurs personnes qui , pour les avoir retenues trop long-temps , avoient perdu la faculté de les retenir, elles s'écouloient continuellement , & c'est sans doute une des incommodités les plus désagréables pour soi & pour les autres , dont on puisse être atteint. L'on peut être puni encore plus gravement de cette rétention forcée pendant trop long-temps , & chacun sait la fin tragique de l'immortel TYCHO-BRA-HÉ , qui étant en carosse avec l'Empereur RODOLPHE II, qui le combloit de ses bienfaits , retint trop son urine , & paya de sa vie cette respectueuse fausse honte.

§. 36. Je ne crains point de regarder comme une neuvieme cause des maladies des Savants , le renoncement à la société , que plusieurs s'imposent d'abord volontairement , & auquel ils se livrent ensuite par goût , mais qui a des inconvénients réels. Les hommes ont été créés pour les hommes ; leur commerce mutuel a des avantages auxquels on ne renonce point impunément , & l'on a remarqué avec raison que la solitude jette dans la langueur (1). Rien au monde ne contribue plus à la santé que la gaieté que

____
(1) CICERO *de offic. l. 3. cap 1.*

la société anime & que la retraite tue, & cette cause morale d'ennui jointe aux causes physiques de mélancolie, dont j'ai parlé plus haut, jette souvent les Gens de Lettres dans une tristesse dont les effets sur la santé lui sont aussi funestes que ceux de la gaieté lui seroient favorables ; elle produit cette misanthropie, cet esprit chagrin, ce mécontentement, ce dégoût de tout, qu'on peut regarder comme les plus grands des maux, puisqu'ils ôtent la jouissance de tous les biens.

§. 37. J'ai indiqué les causes les plus générales des maladies communes aux savants ; je dois dire un mot de celles qui dépendent de l'objet particulier de leurs occupations, & de celles qui sont plus particulieres à certains organes. Les Anatomistes ont souvent des fievres violentes, occasionnées par l'air infecté qu'ils respirent, & sont exposés aux maladies qui dépendent de la corruption de la bille. Le sang des cadavres, dont leurs mains sont continuellement trempées, rend quelquefois mortelles pour eux la plus petite blessure, la plus légere excoriation. Les expériences chymiques ont aussi leurs dangers, plus d'un Chymiste en a été la victime, & M. BOERHAAVE lui-même auroit été étouffé par une vapeur acide, s'il n'eût pas eu recours fur le champ à un efprit alcalin qui fe trouva heureufement fous fa main, & dont la vapeur détruifant l'âcreté de la premiere, fit ceffer le fpafme qu'elle produifoit dans le poumon. Quelques Botaniftes ont péri dans la recherche & dans l'examen des plantes, mais ces accidens appartenants proprement aux maladies des artifans, je paffe à ceux que l'étude fait éprouver plus particuliérement à quelques organes.

§. 38. Les yeux, dont j'ai déjà dit un mot plus haut, font un de ceux qui ont le plus à fouffrir; la fatigue continuelle qu'ils éprouvent les irrite, quelquefois les paupieres & l'extérieur de l'œil s'enflamment, plus fouvent ce font les nerfs feuls qui font attaqués fans aucun vice fenfible extérieur : j'ai vu plufieurs hommes à la fleur de leur âge qui avoient contracté une fi grande fenfibilité qu'ils ne pouvoient plus fupporter la lumiere, & étoient obligés de vivre & de lire dans des chambres dont l'obfcurité me permettoit à peine de diftinguer les lettres des plus gros caracteres; les chandelles, fur-tout, dont la flàmme vacillante & la fumée font fi incommodes, leurs étoient infupportables, & ils ne pouvoient pas même foutenir long-temps la lueur d'une mince ce bougie Il y en a d'autres qui, dès qu'ils ont lu quelques pages ont les yeux pleins de larmes, voient trouble, & bientôt ne distinguent plus rien. Les désordres de la vue occasionnés par l'excessive mobilité des nerfs des yeux, soit qu'elle soit produite par trop de lecture, soit qu'elle dépende de quelques autres causes, sont très-variés & très-bizarres ; j'ai sur cette matiere beaucoup d'observations très-intéressantes, mais qui seront placées plus convenablement dans un autre ouvrage, & je finirai cet article en ajoutant seulement un mot sur ces étincelles que les Gens de Lettres croient souvent appercevoir devant leurs yeux, & dont M. ZIMMERMAN, qui y a été sujet lui-même pendant quelques temps, a traité au long & avec beaucoup d'habileté dans l'ouvrage que j'ai déjà cité plusieurs fois. Elles ont lieu toutes les-fois que la mobilité des nerfs optiques est parvenue au point que sans être affectés par l'impression extérieure du feu, ils éprouvent, par une suite de l'état de désordre dans lequel ils se trouvent, des mouvements semblables & aussi vifs que ceux que produiroit la présence de cet élément.

§. 39. Les Orateurs sont aussi exposés à des maladies qui dépendent de

leur vocation, & qui leur font funeftes. Une lecture à haute voix fait quelquefois du bien au poumon, je l'ai
même confeillée avec fuccès pour quelques maladies des organes de la digeftion ; mais une déclamation forte &
foutenue, pendant laquelle la marche
ordinaire de la refpiration eft continuellement troublée, devient très-nuifible
au poumon, qui s'irrite, s'échauffe,
s'enflamme, delà naiffent l'enroue-
ment, les pertes de voix, les chaleurs
de poitrine, la toux, les crachements
de fang, des fuppurations, des fievres
lentes, un affoibliffement général, enfin l'étifie ; & ces hommes utiles s'étei-
gnent comme une lampe qui n'a brillé
que pour éclairer autrui. CICERON fut
menacé de ce malheur, les Médecins
l'en avertirent, & lui confeillerent de
renoncer au barreau pour deux ans ; il
fuivit leur confeil ; le repos le fortifia
& lui rendit l'embonpoint que le travail
lui avoit fait perdre.

Ceux qui font le plus à plaindre ; ce
font les prédicateurs qui n'ont d'autres
fonctions dans l'Eglife que de réciter
des fermons ; & les Jurifconfultes qui
n'ont d'occupations que de compofer
les pieces de procès & de les plaider ;
les uns & les autres détruifent leur fanté de deux manieres, premiérement

par leur affiduité au travail comme les
autres Hommes de Lettres , en fecond
lieu par la déclamation , dont ils font
d'autant plus affectés que leur poumon , accoutumé à cette circulation
lente qui eft la fuite de la vie fédentaire , eft peu en état de foutenir ces grands
efforts.

§. 14. Les grands Acteurs font expofés aux mêmes maux que les Orateurs ;
l'immortel MOLIERE mourut d'un cra-
chement de fang après avoir joué une
de fes pieces avec beaucoup de feu ;
d'autres ont eu le même fort à la fin
d'un rôle tragique pénible.

Les Muficiens fur-tout périffent fouvent par des maux de poitrine , & leurs
cadavres difféqués font voir leurs
poulmons enflammés , fuppurés , ul-
cerés. M. MORGANNI a vu un jeune
homme , qui avoit une très-belle voix,
que l'exercice de fon talent jetta dans
l'étifie ; l'ulcération du poumon s'étant
étendue le long de la tranchée-artere
jufques au larinx & à la gorge, il fut
étouffé en faifant des efforts pour avaler un jaune d'œuf. (1)

MM. les Curés & MM. les Pafteurs
font beaucoup plus heureux que les
Prédicateurs & les Orateurs du barreau , parce que ceux même d'entr'eux

(1) *De fedibus & caufis morbor.* t. 1. p. 228.

qui cultivent les Sciences font empê-
chés de s'y livrer avec excès par les
devoirs de leur vocation qui les arra-
chent de leurs cabinets. Les Médecins
ont le même avantage, & le foin qu'ils
font obligés de donner à la fanté d'autrui les empêche de détruire la leur.
Heureux enfin tous les Lettrés que leur
état force à quitter leurs livres pour
remplir d'autres devoirs; leurs corps
s'exerce, & quoique leur efprit ne
faffe fouvent que changer de travail,
cette diverfité même eft un délaffement.

§. 41. La déclamation produit quelquefois un accident qui eft une fuite
de la violente compreffion que les inteftins fouffrent dans les trop longues
infpirations, & qui, quoique moins
fâcheux que les maux de poitrine, ne
laiffe pas d'avoir fes dangers; ce font
des hernies ou defcentes, qui font fréquentes chez les Orateurs, qu'ils pourroient prévenir par l'ufage d'un ban-
dage, & qui en exigent un indifpen-
fablement, dès qu'elle exiftent, fans
quoi on eft expofé, toutes les fois qu'on
parle avec force, à des fuites qui peuvent être funeftes.

§. 42. Telles font les principales
maladies que produit une trop grande
application au travail littéraire; mais
il ne faut point croire que tous ceux

qui se livrent aux mêmes excès soient punis précisément de la même façon & au même degré ; la différence des tempéraments, celle des âges, le différent concours des circonstances étrangeres produisent, dans les effets, des variétés considérables auxquelles il ne sera pas inutile de faire quelque attention.

§. 43. Il y a peu d'hommes organisés assez parfaitement pour qu'il y ait une harmonie complette entre la force de toutes les parties, il s'en trouve ordinairement quelqu'une qui est plus foible, & c'est celle qui, presque toujours, ressent les premieres & les plus fortes impressions des excès d'étude comme de tous les autres.

Si l'on a l'estomac mauvais, soit de naissance, soit par les suites des erreurs de régime, cet organe se ressentira des fatigues de l'étude, tandis que les nerfs conserveront encore toute leur force ; au lieu que les personnes qui ont les nerfs foibles & l'estomac bon, tomberont dans des maladies nerveuses très-graves avant que leur estomac soit dérangé.

Si les fibres musculeuses sont trop lâches on éprouvera des lassitudes, des engourdissements, une extrême foiblesse, des gonflements avant que les nerfs & l'eftomac foient malades.

Ceux dont le poumon n'eft pas extrêmement bien conftitué tomberont dans les maux de poitrine dont j'ai parlé plus haut, & feront détruits par une étifie & une fievre lente avant que d'avoir éprouvé aucun dérangement dans les autres vifceres.

Si c'eft les vaiffeaux de la tête qui font foibles, on aura des maux de tête continuels ou des faignements de nez fréquents, auxquels les jeunes gens qui étudient beaucoup font très-fujets, parce que, comme je l'ai déjà dit, l'application fait monter le fang au cerveau.

La force même du tempérament a fes dangers; des jeunes gens parfaitement bien conftitués fe livrent à l'étude avec une ardeur infatigable : la forte action de leur ame augmente celle de tous les organes, & ils tombent dans des maladies inflammatoires qui font l'effet d'une irritation foutenue dans les tempéraments vigoureux. Quelquefois ils meurent d'une premiere attaque; plus ordinairement cependant ils fe remettent, mais, s'ils font bien guéris, leur tempérament reprenant fa même force, & fe livrant aux mêmes travaux, ils retombent dans les mêmes maux, & on voit fou-

vent de ces jeunes gens robuſtes li-
vrés à des études opiniâtres, effuyer
toutes les années une fievre chaude,
enfin, au bout de quelque - temps,
uſés par le travail & par les fievres, ils
ſe trouvent ſans force, & ſont affail-
lis par les maladies de langueur, contre
leſquelles il ne leur reſte plus de reſ-
ſources.

§. 44. Les effets de l'étude varient
auſſi beaucoup ſuivant l'âge auquel on
s'y livre ; une application ſoutenue
tue l'enfance. J'ai vu des enfants pleins
d'eſprit attaqués de cette frénéſie littéraire au-deſſus de leur âge, & j'ai
prévu avec douleur le fort qui les at-
tendoit ; ils commencent par être des
prodiges, & finiſſent par être des
ſots. Cet âge eſt conſacré aux exercices du corps qui le fortifient, & non
point à l'étude qui l'affoiblit & qui
l'empêche de prendre ſon accroiſſe-
ment. La Nature ne peut pas mener
de front avec ſuccès deux développe-
ments rapides. L'on a vu des enfants
dont le corps faiſoit une crue prodi-
gieuſe, & les derniers mémoires de
l'Académie Royale des Sciences par-
lent d'un Languedocien, qui à l'âge de
ſix ans étoit de la taille d'un grand homme, mais que leur arrive-t-il ? l'eſprit
reſte dans une éternelle enfance ; ces

forces même du corps prématurées ; mais fans confiftance, périffent avec autant de rapidité qu'elles étoient venues, & ces prodiges meurent à douze ou treize ans. Quand c'eft la crue de l'efprit qui eft trop prompte, que les talents fe développent de bonne heure, & qu'on permet une application proportionnée à ce développement, le corps n'en reçoit aucun, parce que les nerfs n'aident point à la nutrition, on tombe dans l'épuifement & on meurt après des maladies cruelles, comme on en a vu un exemple célebre dans M. Phil. BARATIER, » qui a huit ans, favoit parfaitement » l'hébreu, le grec, le latin, le » françois, fans parler de l'allemand » fa propre langue, qui à dix-fept » ans étoit l'homme le plus favant » de l'Europe, mais qui fut fujet, » depuis fa premiere jeuneffe à des » fluxions & à d'autres petites indifpo- » fitions ; à dix-huit ans il fut attaqué » d'une toux ; & dans le cours de la » même année d'une foule d'autres ma- » ladies : l'appétit & le fommeil fe per- » dirent, & il ne foupira plus qu'après » fa délivrance, qui arriva à l'âge de » dix-neuf ans & quelques mois. «

J'ai vu, dit M. BOERHAAVE, *un jeune homme qui favoit tout, un monftre d'é-*

rudition, mais qui ne parvint point jufques à l'âge de vingt-cinq ans ; & un
autre auffi très-favant, qui travailloit
jour & nuit , & qui mourut de dépériffement, fans aucune maladie caracté-
rifée , à l'âge de dix-neuf ans. (1).
Vous avez vu un de nos concitoyens,
né avec les talents les plus fupérieurs
& les plus précoces , dont l'efprit ac-
tif & pénétrant fe livrant tout entier
à l'étude & à la méditation , dans un
temps deftiné par la Nature à fortifier ,
le réduifit pendant plufieurs années ,
dans l'état de langueur le plus trifte
& le plus dangereux ; une diete prefque fans exemple & la ceffation de
fes travaux, lui rendirent une ombre
de fanté ; il oublia malheureufement
qu'il n'étoit pas robufte, & périt à la
fleur de fon âge , victime de fes travaux (2).

J'ai indiqué dans *l'Avis au Peuple*
combien les payfans faifoient de tort
à leurs enfants en les accablant de travaux au-deffus de leur force : l'on voit
par-tout ce que je viens de dire , &
combien de chofes ne refteroit-il pas
à dire fur ce même fujet ; qu'on fait
un tort bien plus grand encore à ceux
que l'on furcharge de travaux littérai-

(1) *Prælect ad inft.* Parag. 1056. t. 7. p. 346.
(2) M. *Philippe* Loys de Chetezeaux.

res ; les parents ou les maîtres durs qui
exigent cette application forcée trai-
tent leurs enfants comme les jardiniers
qui veulent vendre les primeurs trai-
tent leurs plantes , ils en facrifient
quelques - unes pour les forcer à leur
donner des fleurs ou des fruits qui font
toujours de courte durée , & fort infé-
rieurs à tous égards à ceux qui ne font
parvenus à leur maturité que dans leur
faifon ; mais ils ont étonné , & on a
vanté les ferres & les couches du jardinier. Il n'y a peut-être pas d'inftitu-
tion plus cruelle & plus mal entendue
que cette fureur d'aftreindre les enfants
à beaucoup de travail , & d'en exiger
de grands progrès : elle eft le tombeau
de leurs talents & de leur fanté , &
malgré tout ce qu'ont pu dire de
grands hommes qui l'ont attaquée
avec plus de force que de fuccès , elle
eft encore trop généralement répandue (1).

(1) Je me rappelle toujours avec plaifir le dernier volume d'ANAXOGORE , ce Philofophe célebre , qui le premier a enfeigné que ce monde
étoit l'ouvrage d'une Intelligence. Perfécuté à Athenes fous le prétexte d'irréligión , il fe retira à Lamp-
faque , où il jouit de toute la confidération qu'il
méritoit , & où on alla même jufqu'à lui bâtir un
autel. » Les principaux chefs de la ville le vifite-
» terent un peu avant qu'il mourut , & lui deman-
» derent , s'il avoit quelque ordre à donner : il
» leur fit réponfe , qu'il ne fouhaitoit autre chofe

Les maux qu'une trop grande application fait aux enfants, font encore aggravés, quand elle les attache à des études pour lesquelles ils ont du dégoût ; & à tout âge, quand on eſt forcé à des occupations de tête dont l'objet déplaît, les maux que l'ennui ajoute à ceux que produit la contention perdent promptement le malade ; le changement d'objet peut ſeul les ſauver. *J'ai vu comme revivre*, dit M. BOERHAAVE, *ceux qui après avoir été aſtreints à des études qui leur déplaiſoient, pouvoient paſſer à d'autres plus de leur goût* (1).

§. 45. Si les études prématurées nuiſent, il n'eſt pas moins dangereux de commencer à s'y livrer trop tard. La Nature ne contracte des habitudes que peu à peu, il y a un temps où elle les contracte difficilement, & quand un homme eſt parvenu à la force de l'âge, ſans avoir pris celle des occupations littéraires, il eſt à craindre que les fibres du cerveau n'aient de la peine à ſe ployer aux nouveaux mouvements que ce nouveau genre de vie

» finon que l'on permît aux enfants de ſe divertir
» toutes les années dans le mois qu'il ſeroit mort.
» Cela fut exécuté, & la coutume en duroit en-
» core au tems de DIOGENE. LAERCE. «
BEY.

(1) *Prælect. ad. Inſt. Parag.* 1056. *t. 7. p.* 346.

exige, & quelles ne tombent dans des mouvements défordonnés qui forment le délire. Les exemples des gens qui ont troublé leur raifon en fe vouant aux études dans un temps où l'on doit commencer à les diminuer, ne font pas rares: j'ai eu ici, il n'y a pas long temps, un étranger qui, ayant quitté à quarante ans le commerce pour fe livrer aux Sciences, fe dérangea le cerveau en lifant LOCKE, NEWTON, CLARCKE, &c. La ceffation de toute lecture, des diftractions, des converfations agréables, l'exercice, les remedes, l'ont entiérement rérabli ; mais ce n'a pas été pour long-temps, il a repris fes occupations Métaphyfiques & il eft retombé. Plus récemment encore, j'ai été confulté pour un autre malade qui, ayant voulu devenir Phyficien & Géomettre à cinquante ans, eft tombé dans une mélancolie dont les redoublements font de vrais accès de folie.

§. 46. Une augmentation fubite d'occupations eft auffi funefte, & la feule obfervation que j'aie trouvé dans tout le grand ouvrage de M. PUJATI eft celle d'un Prédicateur célébre qui, ayant été envoyé par le Général de fon Ordre, prêcher dans une ville où l'auditoire étoit difficile à contenter, fe livra à de fi grands efforts pour fe soutenir qu'il s'attira une épilepsie incurable.

§. 47. Il est même dangereux pour les Gens de Lettres qui ne sont plus jeunes, de s'appliquer tout à coup à des sciences différentes de celles qu'ils avoient cultivé jusques alors. Les nouvelles idées dont ils s'occupent, mettent nécessairement en action de nouvelles fibres dans le cerveau, pour lequel cela forme un état violent qui affoiblit le genre nerveux. J'ai connu un très-habile Théologien qui ruina absolument sa santé en suspendant ses études habituelles pour se livrer à celle de l'hébreu ; & un Pasteur respectable qui promu à une chaire de Théologie à l'âge de cinquante ans, tomba dans une langueur qui l'a conduit au tombeau, en se livrant au travail que cette nouvelle vocation exigeoit.

§. 48. Si le changement de genre d'étude est nuisible à ceux qui sont d'un âge mur, la continuation de travail ne l'est pas moins, quand on est parvenu à un âge avancé : peu d'hommes sont nés avec l'heureuse constitution de GORGIAS *de Leontinum* qui parvint à l'âge de cent & huit ans sans discontinuer ses études & sans infirmité : de son disciple ISOCRATES, qui

écrivoit ſes *Panathenées* à l'âge de quatre-vingt quatorze ans , & qui parvint
à celui de quatre-vingt dix-huit , ou
d'un des plus grands Médecins de l'Europe qui , quoiqu'il ait beaucoup travaillé toute ſa vie , & qu'il ſoit preſque
ſeptuagénaire , m'écrivoit , il n'y a pas
long-temps , qu'il travailloit encore ordinairement quatorze heures par jour
& jouiſſoit de la plus parfaite ſanté.
Ces exemples , & quelques autres ſem-
blables , ne font pas loi ; il reſte toujours vrai que la vieilleſſe eſt incom-
modée par un travail aſſidu & qu'il en
précipite la marche. Notre ame eſt im-
mortelle ſans doute , mais tant qu'elle
eſt unie au corps elle en ſuit la deſ-
tinée , elle ſemble naître , s'accroître
& vieillir avec lui (1). La diminution
des forces du corps nous avertit de diminuer les travaux de l'eſprit l'un ne
peut plus porter les mêmes fardeaux
ni l'autre ſoutenir les mêmes études ,
& les facultés diminuent comme les
forces muſculaires. Peu de vieillards
paroiſſent ſentir cette vérité , il n'y en
a point qui veulent l'entendre , tous
font , ſur cet article , Archevêque de

(1) *Gigni pariter cum corpore , & una*
Creſcere ſentimus , pariterque ſeneſcere mentem.

Grenade (1), mais elle n'en est pas moins réelle, & si ceux qui savent modérer leur travail à proportion que leur âge avancé préviennent par-là les infirmités & assurent leur santé, ceux qui savent prendre à temps le parti de renfermer leurs ouvrages dans leur bureau assurent leur gloire.

Solve senescentem mature sanus equum, ne
Percet ad extremum ridendus, & ilia ducat.

HORAT.

» J'ai vu, disoit le Magistrat de Bru-
» xelles que j'ai déjà cité, les hommes
» les plus vigoureux périr dès leur pre-
» miere vieillesse en continuant à s'oc-
» cuper autant que dans l'âge de leur
» force ; que leur exemple nous rende
» sages : notre âge est fait pour un loisir
» doux & honnête, c'est le temps des
» féries ; retranchons peu à peu de nos
» travaux, enfin abandonnons-les, &
» après avoir consacré la plus grande
» partie de notre vie au public, dispo-
» sons de la derniere pour nous, les
» loix mêmes nous indiquent cette con-
» duite, à soixante cinq ans elles li-
» béroient un Sénateur de ses fonctions
» & le rendoient à lui-même. (2).

(1) Voyes GILBLAS t. 3.
(2) *Epistol.* PLEMIPO.

§. 49. L'on ne doit pas penser que les études proprement dites soient la seule cause qui puisse produire les maux dont j'ai esquissé le tableau, toute tension forte de l'ame produira le même effet, & j'en ai déjà cité quelques exemples.

La dévotion outrée produit très fréquemment le dérangement total de la santé ; M. ZIMMERMAN a rassemblé sur cet article plusieurs observations intéressantes, qui peignent très-bien la *mélancolie dévote*, dont les symptomes sont aussi bizarres, aussi effrayants, aussi cruels qu'il soit possible, & il y a très peu de Médecins employés qui n'aient vu, en ce genre, des spectacles bien tristes. La grandeur, la beauté de l'objet dont on s'occupe, la volupté qui accompagne le sentiment qu'éprouve une ame toute livrée à l'Etre des Etres, forme une sensation vive qui produit dans le cerveau une tension trop forte & trop soutenue pour qu'on puisse la supporter long temps impunément, elle jette bientôt l'ame dans le délire du fanatisme & le corps dans l'épuisement. J'ai vu les jeunes personnes les plus aimables se faner & dépérir, à mesure que se livrant à un système erronné elles cessoient de s'occuper de leur vocation pour penser uniquement

uniquement à celui qui eſt l'Auteur , & qu'on ne peut honorer mieux ſans doute qu'en la rempliſſant. Vous regrettez encore, Meſſieurs un de vos diſciples qui , né avec les plus grands talents , une ame forte & belle , la plus grande candeur , toutes les vertus , annonçoit à l'Egliſe un Paſteur du plus grand mérite , & qui , victime d'une ſecte à laquelle il fut malheureuſement livré , a péri de l'épuiſement rapide dans lequel on a vu ſon corps tomber à meſure que ſon ame s'enflammoit.

§. 50. Les occupations de la Souveraineté , celles du Miniſtere , de la Magiſtrature , les ſpéculations quelconques ſi l'on s'y livré , en un mot tout ce qui peut exercer les facultés de l'ame fortement & long-temps, produit les mêmes maux que la culture des ſciences les plus abſtraites. Les rois , les ſénateurs, les miniſtres , les ambaſſadeurs , les faiſeurs de projets , éprouvent, le même ſort que les Gens de Lettres s'ils donnent autant de temps & d'application à leurs affaires que les ſavants à leurs études. Il eſt vrai qu'ils ont un avantage , dont j'ai déjà fait ſentir l'importance , c'eſt que les devoirs même de leurs charges les forcent ſouvent à des diſtractions & à un exercice dont ces hommes qui ne ſont que

favants font privés ; mais d'un autre
côté, leurs travaux font fouvent mêlés
de chagrins & d'inquiétudes dont les
influences font encore plus cruelles
que celles de l'inaction, & qui acca-
blent également l'ame & le corps ; auffi
ceux qui refiftent aux occupations dés
plus grandes entreprifes & aux foucis
qui les accompagnent inévitablement
font pour moi des phénomenes incom-
préhenfibles ; CESAR, MAHOMET,
CROMWELL, M. PAOLI plus grand
qu'eux peut-être, ont fans doute reçu
de la Nature des forces plus qu'humai-
nes, & malgré cela ils auroient fuc-
combé fans le fecours de l'exercice &
de la fobriété. Mais c'eft affez m'être
occupé des maux, il eft tems de venir
aux remedes.

§ 51. La premiere difficulté qu'on
a à vaincre avec les Gens de Lettres
quand il s'agit de leur fanté, c'eft de
les faire convenir de leurs torts ; ils
font comme les amants qui s'empor-
tent quand on ofe leur dire que l'objet
de leur paffion a des défauts ; d'ailleurs
ils ont prefque tous cette efpece de
fixité dans leurs idées que donne l'é-
tude & qui augmentée par cette bonne opinion de foi-même dont la Science enivre trop fouvent ceux qui la
poffedent, fait qu'il n'eft point aifé

de leur perfuader que leur conduite
leur eft nuifible. Avertiffez, raifonnez,
priez, grondez, c'eft fouvent peine
perdue ; ils fe font illufion à eux-mêmes de mille façons différentes ; l'un
compte fur la vigueur de fon tempérament ; l'autre fur la force de l'habitude ; celui-ci efpere échapper à la pu-
nition parce qu'il n'a pas encore été
puni ; celui-la s'authorife d'exemples
étrangers qui ne prouvent rien pour
lui ; tous oppofent au Médecin une
obftination qu'ils prennent pour une
fermeté dont ils s'applaudiffent & dont
ils deviennent les victimes ; bien loin
de redouter le danger à venir ils ne
veulent quelquefois pas même fentir
le mal préfent, ou plutôt, le plus
grand des maux pour eux c'eft la privation du travail, ils ne comptent pour
rien les autres, moyennant qu'ils fe
fouftraient à celui-là. Quand ils font
parvenus à ce degré de mobilité qui
les jette dans l'extrêmité oppofée, &
leur fait tout craindre, même les maux
les plus imaginaires, on n'en eft pas
plus heureux avec eux, & le découragement ne leur donne pas toujours
de la docilité, mais une inftabilité pire
que l'opiniâtreté, qui ne permet point
de compter fur l'exécution d'aucune
cure fuivie ; & on peut dire qu'en gé-

néral les Gens de Lettres font les malades les plus difficilles à conduire ; c'eft une raifon de plus pour les éclairer fur les moyens de conferver & de rétablir leur fanté.

§. 52. Le premier préfervatif, celui fans lequel tous les autres fecours font inutiles c'eft de donner du délaffement à l'efprit. Je fais qu'il y a un très-petit nombre d'hommes fupérieurs auxquels on n'oferoit pas donner ce confeil, ce feroit une efpece de crime de les diftraire : DESCARTES livré aux plus fublimes méditations & traçant le chemin qui va conduire les hommes à la vérité, NEWTON découvrant & développant les loix de la nature, MONTESQUIEU compofant un code pour toutes les nations & pour tous les fiecles doivent être refpectés dans leurs occupations, ils font nés pour ces grands travaux, le bien pubic les exige ; mais combien compte-t-on d'hommes dont les veilles foient auffi intéreffantes ? La plupart perdent inutilement leur temps & leur fanté ; l'un compile les chofes les plus communes, l'autre redit ce qu'on a dit cent fois, un troifieme s'occupe des recherches les plus inutiles, celui-ci fe tue en fe livrant aux compofitions les plus frivoles, celui-là en compofant

les ouvrages les plus faftidieux , fans
qu'aucun d'eux fonge au mal qu'il fe
fait , & au peu de fruit que le public
en retirera ; le plus grand nombre
n'a même jamais le public en vue
& ne dévore l'étude que comme le
gourmand dévore les viandes pour af-
fouvir fa paffion, qui trop fouvent leur
fait négliger beaucoup de devoirs très-
effentiels ; brufqués-la, arrachez-les de
leur cabinet , forcés-les au repos &
aux délaffements qui éloigneront les
maux , & rétabliront les forces ; d'ailleurs le temps qu'ils paffent hors de leur
cabinet n'eft point perdu ; ils revien-
dront au travail avec une ardeur nouvelle , & quelques moments confacrés
tous les jours au loifir feront bien re-
compenfés par la jouiffance d'une longue fanté qui prolongera le tems de
leurs études. Souvent même c'eft au
milieu des délaffemens que naiffent
les idées les plus heureufes (1) , &
c'eft en fe promenant à la campagne
qu'un des plus beaux génies de ce fiecle a compofé fes immortels ouvrages
(2) l'ame fe développe mieux en plein
air , les parois refferrées d'un cabinet

(1) *Vegeta & ftrenua ingenia , quo plus receffus
fumunt hoc meliores impetus edunt.* VALER MAXIM.
lib. 3. cap. 6. p. 140.

(2) *Animus eorum , qui in aperto ære ambulant,
attollitur.* PLIN. Jun.

l'appétiſſent, l'odeur des fleurs cham-
pêtres l'éleve, celles des lampes l'a-
bat & la comparaiſon de PLUTARQUE
eſt bien juſte, *un peu d'eau*, dit-il,
*nourrit & fortifie les plantes, une plus
grande quantité les étouffe ; il en eſt de
même de l'eſprit, les travaux modérés le
nourriſſent, les travaux exceſſifs l'ac-
cablent* (1). S'il y a un cas dans lequel
il importe de prévenir le mal c'eſt dans
celui-ci ; les maladies qui ont leur ſiege
dans le cerveau, ont peine à ſe guérir
radicalement, & cet organe eſt un de
ceux qui recouvrent le plus difficilement ſes forces ; plus il eſt néceſſaire
aux Gens de Lettres, plus il leur importe de le ménager, & il me ſemble
que ces hommes qui, en uſant leurs
facultés par les travaux exceſſifs, ſont
tombés dans l'imbécillité, forment un
ſpectacle bien propre à ouvrir les yeux
des hommes de Lettres, & à leur
donner la plus forte leçon de modé-
ration. Qu'ils ne s'obſtinent donc plus
à juſtifier de dangereuſes erreurs, & à
ſe jouer de leur propre ſanté ; qu'ils
n'alleguent point l'exemple d'autrui,
c'eſt un piege dangereux ; qu'ils ne ſe
repoſent point ſur la force de leur
conſtitution, ils l'affoibliſſent tous les
jours ; qu'ils ne comptent point ſur

(1) *De educatione pueror. cap.* 12.

les effets de l'habitude, elle rend infenfible l'action des caufes nuifibles,
mais elle ne la détruit point ; que le
bonheur qu'ils ont eu d'échapper jufques à préfent ne les étourdiffe point
fur le danger qui les menace, enfin
qu'ils fe perfuadent bien qu'on ne fe
livre point impunément à un travail
forcé, & que pour cultiver les Sciences fans ruiner fa fanté, il faut inter-
rompre fouvent fes études.

§. 53. Avoir préfenté l'inaction
comme la feconde caufe des maladies
qui font l'objet de cette differtation,
c'est fans doute avoir indiqué l'exercice comme l'un des plus puiffants
moyens de conferver & de rétablir la
fanté des gens de Lettres ; on a vu
dans l'article précédent toute l'utilité
du grand air, elle eft bien augmentée
quand en même-temps on prend un
mouvement un peu marqué ; la réu-
nion de ces deux remedes falutaires rafraîchit, facilite la circulation, favorife la tranfpiration, ranime l'action des
nerfs, fortifie tous les membres. Tout
homme qui a paffé quelques jours à
s'occuper dans fon cabinet fe fent la
tête pefante, les yeux chauds, les
levres & la bouche feches, un certain
mal-aife dans la poitrine, une légere
tenfion au creux de l'eftomac, plus de

diſpoſition à l'ennui qu'à la gaieté, un ſommeil moins doux, une peſanteur & un engourdiſſement dans tous les membres; s'il continue à s'enfermer, tous ces ſymptomes vont en augmentant & deviennent le germe de tous les maux que j'ai décrits : deux ou trois heures de promenade à la campagne les diſſipent tout-à-fait, & rappellent la ſérénité, la fraîcheur & la force. Les Gens de Lettres ne ſont pas aſſez convaincus des influences du corps ſur l'ame, quoique les plus grands hommes les aient très-bien connues (1), & aient ſenti que l'eſprit eſt ſoumis à la médecine comme le corps. *L'ame*, diſoit DESCARTES, *dépend tellement du tempérament & de la diſpoſition des organes du corps, que ſi l'on pouvoit trouver un moyen d'augmenter notre pénétration, ce ſeroit dans la médecine qu'il faudroit le chercher* (2). Ce que DESCARTES

____

(1) L'on trouve, à ce ſujet, un paſſage très remarquable dans MOSES MAIMONIDES, le plus ancien des Médecins Arabes; Puiſque la ſanté, ɔɔ dit-il, contribue beaucoup à la connoiſſance & au ɔɔ culte de la Divinité, & que l'homme malade n'en ɔɔ peut pas contempler dignement les œuvres, il eſt ɔɔ donc abſolument néceſſaire pour lui d'éviter avec ɔɔ ſoin tout ce qui peut nuire à ſon corps, & de re- ɔɔ chercher au contraire tout ce qui peut conſerver ɔɔ & augmenter ſa ſanté.

(2) *De methodo* N°. 6.

préſentoit

preſſentoit M. HOFFMAN l'a vérifié, & ce grand praticien dit expreſſément qu'il a connu des gens ſtupides a qui il a donné de la raiſon en leur faiſant prendre du mouvement (1) Tous les Gens de Lettres devroient s'impoſer la loi de conſacrer tous les jours au moins une heure ou deux à l'exercice; & M. BOERHAAVE vouloit que ce fut avant le dîner. La ſimple promenade a ſes avantages, mais elle ne ſuffit pas, & je ne pourrois trop recommander de monter ſouvent à cheval, cet exercice eſt excellent pour la tête, pour la poitrine & ſur-tout pour les viſceres du bas-ventre, dont il prévient & diſſippe les engorgements qui ſont, comme on l'a vu, une des maladies ordinaires des perſonnes ſédentaires. Je voudrois même que notre ſiecle & notre poſtérité eut l'obligation aux Gens de Lettres de rappeller ces exercices différents dont les Anciens faiſoient une partie de leur devoir, auxquels nos ancêtres ſe livroient encore avec le plus grand ſuccès, & que, depuis deux ou trois générations, nous négligeons ſi fort que dans quelques années leurs noms n'exiſteront vraiſemblablement p'us que dans les dictionnaires. L'hiſtoire qui

(2) *De motu optim. corpor. medicin.* Parag. 9. 5.

I

doit leur être familiere leur fournit une multitude d'exemples des bons effets de l'exercice ; HERODICUS, célebre Médecin, Précepteur d'HIPPO-CRATE, qui le premier a fait de la gymnastique ou de l'art des exercices, une branche de l'art de guérir, rétablit par ce moyen sa propre santé, &, malgré la foiblesse de son tempérament, parvint jusques à l'âge de cent ans ; s'il en porta quelquefois l'usage trop loin pour ses malades, c'est que l'on est sujet à s'enthousiasmer pour les découvertes utiles, & que l'on n'en connoît pas d'abord parfaitement tous les avantages & tous les dangers (1). STRATON étant attaqué d'une maladie de la rate qui est une de celles des Savants, ne s'en guérit que par l'exercice (2). HISMONÆUS se délivra par le même moyen d'une foiblesse de nerfs. GALIEN, infirme jusques à l'âge de trente & quelques années, nous apprend lui-même qu'il ne put rétablir sa santé qu'en consacrant quelques heures tous les jours à prendre du

---

(1) HERODICUS étoit frere de ce célebre Rhéteur GORGIAS *de Leontium* qui parvint, à l'âge de cent & sept ans ; & qui suivoit sans doute les conseil de son frere.

(2) Il y a eu quelques Princes & plusieurs grands hommes de ce nom, celui-ci STRATON *de Lampsaque*, surnommé le *Physicien*.

mouvement. SOCRATE (1) & AGESI-
LAS qui vont à cheval sur un bâton
avec leurs enfants, le grand - Pontife
SCÆVOLA, SCIPION, LÆLIUS, jouant
au petit palet, & faisant de rico-
chets aux bords de la mer pour se dé-
lasser de leurs travaux & conserver
par-là leur santé ; leur gaieté & leurs
forces, me paroissent des exemples
qu'on peut proposer à nos Lettrés les
plus illustres, sans craindre de blesser
leur vanité & avec quelqu'espérance
qu'ils ne dédaigneront pas de les imiter. *Il est étonnant*, disoit PLINE le
jeune, *combien le mouvement & l'exercice du corps animent l'action de l'esprit.*

La navigation est un exercice qu'on
ne peut point conseiller à tous les Savants, le plus grand nombre n'est pas
à même de se le procurer, mais c'est
un excellent remede pour débarrasser
les visceres engorgés, dissiper la bile,
rétablir la transpiration, favoriser toutes les évacuations, que ceux qui sont
à portée d'en jouir ne devroient point
négliger. Les Anciens en connoissoient
bien tous les avantages (2), & c'est

(1) *Arundine equitavit ipse Socrates.* VALER.
MAXIM. l. 8. c. 8.

(2) M. GILGHRISIT, célébre Médecin Ecos-
sois, a prouvé tous les bons effets de la navigation,
dans plusieurs maladies très-graves, par une suite
d'observations dans un petit ouvrage intitulé : *Oß
sca voyage.*

le genre de voiture que préféroit à
tous les autres OCTAVE AUGUSTE,
qui étoit homme de Lettres, & en
avoit les infirmités (1). » Il étudia de
» bonne heure, dit son historien, &
» avidement l'éloquence & les beaux
» Arts; il eut de très - grandes mala-
» dies; il étoit sujet aux rhumes & aux
» fluxions, & il fut attaqué de la
» pierre & d'inflammations d'entrailles
» (2); mais s'il éprouvoit les infirmités que produisent les Sciences,
plus sage que les Savants, il savoit donner à sa santé les soins qu'elle exigeoit,
& se conserva jusques à une belle
vieillesse.

L'exercice qu'on prend dans un car-
rosse bien suspendu & qui roule sur
de beaux chemins, n'en est presque
pas un, non plus que celui qu'on procure aux malades, qui sont hors d'état
de sortir, par différentes machines
imaginées pour cela. Ce sont de foibles ressources quand il est impossible
de faire mieux; mais les gens de Lettres peuvent toujours, quand ils n'attendent pas trop tard, faire beaucoup
mieux.

Les exercices dont je fais le plus de

______

(1) *Si quo mari pervenire posset potius naviga-
bat.* SUETON.
(2) *In vit.* OCT. AUG. cap 82.

cas & qui conviennent le mieux aux gens de Lettres, font ceux qui exercent toutes les parties du corps, tels que la paulme, le volant, le billard, le mail, la chaſſe, les quilles, les boules, le petit palet même ; mais malheureuſement ils font tombés dans un ſi grand diſcrédit que, dans pluſieurs endroits, ces hommes qui s'appellent les *honnêtes gens* auroient preſque honte de s'en amuſer, & ne veulent pas ſentir que l'abandon de ces utiles plaiſirs eſt une des cauſes principales de l'augmentation des maladies de langueur. Il feroit bien à ſouhaiter qu'on les rappellat au moins dans les établiſſements, qui ſe multiplient de nos jours, pour l'inſtruction de la jeuneſſe, & que la gymnaſtique redevînt comme autrefois un objet des ſoins des Directeurs & des amuſements des jeunes gens ; je comprens ſous ce mot général les jeunes perſonnes du ſexe dont la vie ſédentaire ruine leur ſanté &, j'oſe dire même, le bonheur de la ſociété.

§. 54. Ardents à défendre leur inaction, les Gens de Lettres s'autoriſeront de l'exemple d'un petit nombre d'hommes qui ont conſervé leur ſanté juſques à une vieilleſſe avancée ſans faire d'exercice ; de celui des femmes,

quoique mal-à-propos, comme on
vient de le voir ; de celui de beaucoup
d'artifans fédentaires ; mais ils fe font
une illufion funefte , & les cas qu'ils
alleguent ne font point femblables au
leur.

S'il y a en effet plufieurs femmes ,
car malheureufement cela ne regarde
pas le grand nombre , qui fe portent
affez bien fans prendre prefqu'aucun
mouvement, c'eft qu'elles ont d'autres
fecours qui facilitent la circulation &
dont les Gens de Lettres font privés.
La Nature les a rendues plus fufceptibles de fenfations agréables ; elle
leur a donné un plus grand fond de
gaieté : elles caufent davantage , &
ce babil même eft une forte d'exercice
proportionné à leurs befoins ; elles
mangent la plupart moins ; elles ne
s'épuifent point par les méditations
qui tuent les Savants ; leur fommeil
n'eft point empêché par la continuation involontaire , pendant la nuit,
des idées fortes qui ont occupé pendant le jour ; mille petits événements
de fociété , qu'un homme abfrobé
dans fes travaux n'apperçoit pas feulement, font pour elles des objets affez confidérables pour mettre les paf-
fions en jeu au degré qu'il faut pour
animer la circulation fans fatiguer les

organes. Si l'on trouve des hommes
du monde qui vieilliſſent & ſe portent
bien , malgré leur inaction , on dé-
couvrira , preſque toujours , en les
examinant qu'ils ont eu les mêmes
avantages dont je viens de prouver
que les femmes jouiſſent.

Par rapport aux artiſans ſédentaires,
que les Gens de Lettres ne s'y trom-
pent point , leurs cas ſont très · différents; ils n'ont qu'une choſe commune,
c'eſt de ne pas changer de place , autant qu'il ſeroit à ſouhaiter ; mais , même à cet égard , il y a déjà une grande
différence entr'eux , puiſque l'homme
de Lettres eſt ſédentaire tous les jours
de ſa vie , & que l'artiſan ſe dédomm-
mage de la vie ſédentaire qu'il mene
les jours ouvriers , par l'exercice qu'il
prend les Dimanches & les jours de
Fêtes , ce qui , dans une partie de
l'Europe , fait un peu plus que la ſeptieme partie de l'année , & dans le reſte plus de la ſixieme. A tout autre égard
la différence eſt extrême ; car quoique
l'artiſan ne change pas de place , cependant il y a toujours chez lui quelque partie de ſon corps en mouvement,
& ce mouvement eſt aſſez conſidérable , dans quelques arts , pour les rendre très - pénibles & très - fatiguants,
quoiqu'on ſoit toujours aſſis ; chez tous

fa continuité fuplée à fa petiteffe, & au bout de la journée la fomme de leur action, quoique très-infuffifante chez plufieurs pour conferver leur fanté, eft bien fupérieure à celle de beaucoup de Savants. D'ailleurs fi cet artifan n'anime pas l'action des nerfs par un exercice fuffifant, au moins il ne les ufe pas par l'étude ; fon travail lui gagne le fommeil que celui de l'homme de Lettres lui fait perdre ; la méditation après le repas ne trouble point fes digeftions ; fon genre de vie eft plus fimple, fa gaieté, fés chants le foutiennent ; tout eft contre l'homme de Lettres (1).

§. 55. Quelque néceffaire que leur foit le mouvement, ils ont cependant quelque attention à faire pour éviter que par l'abus il ne leur devienne nuifible ; la premiere c'eft de ne jamais fe

(1) Je ne veux point dire que l'inaction ne foit pas nuifible à beaucoup d'artifans ; je fais que tous les arts ont leurs inconvénients, & peut-être que le genre de vie du laboureur eft le feul qui ne foit pas contraire à la fanté, mais je veux feulement prouver que l'inaction des Gens de Lettres eft plus complette, & accompagnée de circonftances plus fâcheufes que celle des artifans fédentaires. Les maladies de cette claffe d'hommes dépendent de quatre caufes principales; le manque fuffifant d'exercice & de plein air : les habitations fouvent mal faines qu'ils occupent ; les matieres qu'ils ouvrent, & celles qu'ils emploient : la fatigue de certaines parties du corps fur lefquelles roule tout le pénible de leur art.

permettre un exercice exceſſif, qui, loin de leur faire du bien & de leur rendre des forces, les épuiſe. Trop ſujets à donner dans les extrêmes, ils paſſent quelquefois de la plus grande inaction à la vie la plus active, & s'imaginent que quelques jours de beaucoup d'exercice ſupléeront à ce qu'ils n'en ont pas pris pendant long-temps, c'eſt ſe tromper dangereuſement; non-ſeulement ils uſent leur forces & ſe trouvent plus épuiſés après, mais, ayant les vaiſſeaux foibles, ils courent riſque, en augmentant trop le mouvement tout-à-coup, d'en faire rompre quelques-uns, & ils tombent dans des ſeignements de nez, des crachements & même des vomiſſements de ſang, comme je l'ai vu quelquefois; auſſi SENEQUE a eu raiſon d'exclure des exercices convenables aux Gens de Lettres ceux qui épuiſent les eſprits, (1) & HOMOBO PISO, ce Médecin Italien qui, de nos jours, a écrit contre la circulation du ſang, croyoit, fondé ſur ce même principe, qu'un homme qui fatiguoit trop ſon corps, étoit incapable de donner aux affaires l'attention néceſſaire (2).

(1) *Nam exercitationes, quarum labor ſpiritus exhaurit, hominem inhabilem intentioni ac ſtudiis ſerionibus reddit* Epiſt. 15.
(2) *De regimine magnor. auxilior.* p. 378.

Une seconde précaution c'est de ne pas s'appliquer d'abord après avoir pris du mouvement, & cela par deux raisons différentes ; la premiere, c'est qu'alors on a besoin de repos & que l'action de l'ame n'est point un repos pour le corps fatigué comme celle du corps l'est pour l'esprit ; la seconde c'est que la circulation étant animée par le mouvement, & le cerveau même étant agité par cette augmentation de mouvement est peu propre à suivre un chaîne d'idées dont la netteté dépend de la tranquillité & de l'ordre des oscillations (1). Il n'y a point d'homme de Lettres sans doute, qui ayant été obligé, par quelques circonstances, de s'occuper après avoir pris assez de mouvement pour donner de l'agitation à son pouls, n'ait senti une espece de vacillation & de volubilité dans sa tête qui lui présentoit trop d'idées, mais sans la netteté nécessaire.

Il est, en troisieme lieu, très-important de ne point prendre d'exercice violent d'abord après le repas : la digestion n'est ni une fermentation, ni

____

(1) Voyez *PLATNERI de negotiosâ actione propter valetudinem circumcidenda* : cette excellente dissertation, toute pleine de choses utiles & écrite avec beaucoup d'élégance, est un morceau précieux pour tous les Médecins.

une diſſolution , ni une trituration , mais c'eſt une opération qui tient des trois & qui exige de la tranquillité ; elle a beſoin de l'action des nerfs comme on l'a déjà dit , & elle ſouffre , ſi un violent exercice les emploie ailleurs ; les aliments ne doivent pas être continuellement ballottés dans l'eſtomac , parce que ce ballottage trouble à chaque inſtant l'action de la digeſtion commencée , & voilà pourquoi , de tous les exercices pris d'abord après le repas , le trot du cheval eſt celui qui empêche le plus la digeſtion.

Enfin quand on a été long-temps dans l'inaction on doit ſe perſuader que les premiers exercices ſeront pénibles , & paroîtront faire plus de mal que de bien , mais il ne faut point ſe rebuter ; en commençant par de très-moderés on évitera ces mal-aiſes , & en les augmentant graduellement , on parviendra peu-à-peu à prendre beaucoup de mouvement ſans fatigue & avec le plus grand ſuccès.

§. 56. Quand les Gens de Lettres modéreront leurs études & prendront plus d'exercice , ils éviteront la plupart des maux qu'ils ſe procurent ; mais comme on ne peut point eſpérer qu'ils obſervent tous à cet égard les conſeils qu'on leur donne , il eſt im-

portant de leur indiquer un régime qui
ne concourre pas au moins à augmenter les caufes de leurs infirmités , &
qui puiffe même contribuer à les diminuer (1). L'on trouve dans HIPPO-
CRATES une regle générale qui prefcrit aux Gens de Lettres, comme à
tous les autres individus , la quantité
d'aliments qu'ils doivent prendre ; *que
les aliments*, dit-il, *foient proportion-
nés au travail* (2) ; car ajoute-t-il ailleurs, *fi les forces du corps furpaffent
les aliments* , c'eft-à-dire fi on les digere, *ils nourriffent & donnent de la vigueur au corps , mais fi la force des aliments furpaffe les forces du corps* , c'eft-
à-dire fi l'eftomac ne peut pas les digérer , *ils produifent une foule d'incommodités* (3). PLUTARQUE infifte beaucoup fur cette proportion réciproque
entre l'exercice & la quantité des aliments pour la confervation de la fanté ,
& l'on en fentira l'importance en fe
rappellant une vérité que j'ai déjà éta-
blie , c'eft que c'eft l'action des différents organes qui tire des aliments les

(1) *Vero è, che un letterato indefeffo ne ftudi fe
ufi un vito regolato , innocente , e parco provare più
foffribili gl'incommodi di fua profeffione.* FELICI dif-
fertat. pag. 203.

(2) ὡς ὁ πόνος ἐςι καὶ ἡ τροφη.

(3) *De locis in homine* , FOES. p. 421. & ailleurs.

ñucs analogues à nos humeurs & les change en notre propre ſubſtance. Si ces organes, dont l'eſtomac eſt l'eſſentiel, ſont trop foibles pour agir ſur une grande quantité d'aliments ou ſur des aliments difficiles à digérer, au lieu d'être changés en notre ſubſtance, d'être ce qu'on appelle aſſimilés, ils ſe corrompent, comme je l'ai dit §. 20. en ſuivant leur propre diſpoſition à telle ou telle eſpece de corruption, & ils reſtent corps étranger qui irrite & qui ne nourrit point ; c'eſt donc ſes forces que chacun doit conſulter, & tant de cauſes concourrent à les détruire chez le plus grand nombre des Gens de Lettres, qu'ils ne peuvent point ſe flatter de les conſerver long-temps ; d'ailleurs lors même qu'ils digerent bien, ils doivent penſer qu'ils tranſpirent peu, & que par-là même, la ſobriété leur eſt néceſſaire pour prévenir les accidents dont j'ai parlé §. 23. p. 51. & 52. Qu'ils ſe comparent au robuſte laboureur & qu'ils jugent ſi leur diete peut être la même. L'un toujours au grand air, faiſant un exercice continu, toujours gai, ne ſe fatiguant jamais par des méditations, jouiſſant d'un ſommeil réglé & tranquille, ayant toutes les ſécrétions très-régulieres, eſt toujours dans un état de parfaite ſanté ; les nourritures

les plus dures ne font pas trop pénibles
pour lui , parce qu'il a tout ce qu'il faut
pour les digérer ; fes bonnes dents commencent par en faire une maftication
exacte que la plupart des Gens de Lettres connoiffent à peine , prefque tous
avalant fans mâcher ; la falive , les humeurs digeftives de l'eftomac , celle
que fournit le pancréas , la bile , les humeurs inteftinales ont leur plus grand
degré de perfection. parce que les organes qui les féparent font fains ; les fibres
mufculaires de l'eftomac & des boyaux
agiffent avec force , aucune fonction en
un mot ne languit , les excrémens font
évacués , le chyle paffe fans obftacle
dans les vaiffeaux fanguins qui en font
bientôt un fang pur dont les fuperfluités
s'évacuent par les urines & la tranfpiration , & le corps refte dans un parfait
équilibre. Si l'on donne à un fort manœuvre un bouillon léger , des friandi-
fes , de la gelée , du poulet , du pain
blanc , il aura tout digéré en très-peu de
temps , il aura faim , il fera en nage , il
tombera en foibleffe fi on ne lui donne
promptement du lard , de la chair fumée , du fromage , du pain bis. Qu'un
homme d'une conftitution foible s'avi-
fe de vivre de ces aliments , il éprouvera des douleurs vives dans l'eftomac ,
ou des angoifes plus cruelles que la dou-

leur ; il aura une forte indigeftion , ces aliments corrompus deviendront une efpece de poifon qui produira les fuites les plus funeftes , & M. BOERHAAVE les a avertis de ce danger ; » Il y a des » Gens de Lettres gourmands , dit-il , » qui ofent manger les mêmes chofes » que les gens de la campagne , mais » ils ne peuvent digérer ces aliments : » qu'ils choififfent ou de renoncer à l'é- » tude ou de changer de régime : fans » quoi de longues & cruelles obftruc- » tions dans les entrailles feront le fruit » de leur indifcrétion (1).

§. 57. Les attentions des Gens de Lettres doivent porter fur le choix des aliments & fur leur quantité ; les erreurs à l'un & à l'autre égard font funeftes , mais je ne crains pas de dire , que s'il falloit pécher dans le choix ou dans la quantité , il vaudroit encore mieux les mal choifir (& on peut quelquefois y être forcé) que d'en trop prendre , ce qui ne peut jamais être néceffaire.

Je ne me propofe point d'indiquer en détail tous les aliments utiles & nuifibles ; je me contenterai de faire connoître les claffes générales de ceux qu'on doit éviter & de ceux qu'on peut fe permettre.

(1) Prælect. ad. inftit. Parag. 1036. t. 7. p. 337.

Ceux qui ne conviennent pas font 1°. tous les aliments gras ; ils augmentent le relâchement des fibres de l'eſtomac , émouſſent l'action déjà trop foible de la ſalive, des ſucs digeſtifs , de la bile , des liqueurs inteſtinales, occaſionnent par la lenteur de leur digeſtion un mal-aiſe ſur l'eſtomac , & , venant à s'y corrompre , deviennent d'abord acides , enſuite rances , & produiſent dans ces parties des ſymptomes d'irritation violente.

2°. Tous ceux qui étant viſqueux , pâteux , glaireux , operent à peu près comme les graiſſes. Ces deux claſſes renferment les pâtes graſſes , les fritures , les beignets , les crêmes , les pieds d'animaux &c.

3°. Ceux qui renferment beaucoup d'air , qui, venant à ſe développer , & n'étant pas aſſez contenu par des organes foibles , ni diſtribué à meſure qu'il ſe développe, produit des gonflements conſidérables , qui ſont toujours accompagnés d'un ſentiment de mal-aiſe dans tout le corps , & ſur-tout d'embarras dans la tête , qui en trouble les fonctions. C'eſt cette qualité qui a fait que les Anciens déconſeilloient l'uſage des graines légumineuſes & que PITHAGORE , ſi partiſan d'ailleurs du régime végétal , défendoit ſur-tout à ſes
diſciples

difciples de manger des fêves (1).

4°. Les viandes naturellement dures ou durcies par la fumaifon & la fa-
laifon , fur lefquelles les forces digeftives foibles agiffent trop lentement ,
qui long-temps fur l'eftomac , irritent
d'abord par leur poids & par leur âcreté , fe corrompent en féjournant , &
irritent enfuite par cette corruption.

5°. Tout ce qui eft ou fort acide ,
on a vu que les Gens de Lettres étoient
fort fujets aux aigreurs , ou qui irrite
trop par quelqu'autre efpece d'âcreté

(1) L'air qui fe développe des aliments eft un
des plus grands agents de la digeftion , on ne pourroit pas vivre long-tems avec des aliments dont on
auroit enlevé l'air ; mais cet air fi utile , fi néceffaire
quand les organes font en bon état parce qu'il s'en
développe moins , parce qu'il fe développe peu à
peu , parce qu'il eft régi & de nouveau employé ,
à mefure qu'il fe développe, par l'action de l'eftomac & des inteftins , nuit quand les digeftions font
foibles , parce que , comme on l'a déjà vu , les aliments fe corrompant prefque plus qu'ils ne fe digerent la quantité d'air qui fe développe eft beaucoup
plus confidérable , parce que la progreffion des aliments fe fait mal , ils reftent long-tems dans l'eftomac , & cet organe fe trouve furchargé d'une quantité d'air qui auroit dû être répar ie dans tout le
canal inteftinal : parce , enfin , que cet air plus fort
que les organes , fi on veut me permettre cette ex-
preffion , n'en eft point régi , mais s'amaffe & fe
raréfiant à chaque inftant par la chaleur , gonfle prodigieufement & par-là occafionne de vives douleurs ,
trouble la digeftion , & , comprimant tous les vifceres du bas-ventre , en altere les fonctions , quelquefois même y produit des inflammations.

K

que leurs nerfs délicats & mobiles ne peuvent point supporter.

§. 58. Les aliments qui conviennent le mieux font 1°. la viande tendre des jeunes animaux qu'on fert à l'ordinaire fur les tables, excepté celle de porcs, d'oies, de canards. 2°. Le poiffon à écaille, qui à la chair ferme & tendre, de mer, de riviere ou de lac. 3°. Les graines céreales, telles que les différentes efpeces de froment, le feigle, l'orge, le ris, l'avoine ; il ne faut même point croire que toutes les graines légumineufes foient nuifibles, & quoiqu'elles renferment plus d'air que les autres, je n'ai point vu que leur ufage modéré nuifit aux perfonnes dont l'eftomac n'eft pas encore entiérement perdu. De toutes ces graines les unes étant gruées fervent à faire ces différentes foupes connues fous le nom de foupes farineufes qui, foit à l'eau foit au bouillon de viande, fuivant les circonftances, font un aliment affez nourriffant, aifé à digérer, & dont on fait ufage avec grand fuccès dans plufieurs cas. Les froments & le feigle fourniffent le pain dont je parlerai plus bas. 4°. Les herbes qui ne font ni trop relâchantes, ni trop acides ; les meilleures de toutes font les différentes efpeces de chicorée. 5°. La plu-

part des racines ufuelles, qui nourriffent par leur partie farineuſe comme
les graines, & qui d'ailleurs ſont prefque toutes chargées d'un ſuc fort
doux, qui eſt un mélange d'huile &
de ſel dont les effets ſont très-favora-
bles (1). 6°. Le pain qui eſt la baſe
commune de la nourriture chez toutes
les nations civiliſées, & dont on trouve l'équivalent chez la plupart des peuples. 7°. Les œufs. 8°. Le lait 9°. Les
fruits. Mais l'uſage même de ces aliments peut être rendu plus ſalutaire
par quelques obſervations qu'il eſt important de faire.

§. 59. Par rapport aux viandes ten-
dres on doit les manger ou roties ou
cuites dans très-peu d'eau ; ſi on les
cuit à grand bouillon, le bouillon ſe
charge de toutes leurs parties nutriti-
ves, & elles ne conſervent plus qu'une
fibre ſeche qui eſt incapable de fortifier. Le bœuf tendre, le bon veau,
le mouton nourri dans les lieux ſecs,
les poules, poulets, chapons, poular-
des, moyennant qu'ils ne ſoient pas

______

(1) Toutes les racines dont on fait uſage dans
les cuiſines, & ſans doute beaucoup d'autres, ſont
remplies d'un excellent ſucre qui n'eſt point infé-
rieur à celui de la canne à ſucre, & qu'on peut en
extraire très-aiſément ; huit onces de ſuc de *chervi*
donnent une once & demi de ſucre. *MARGRABE*,
Mémoire de l'Acad. de Berlin.

trop gras , les poulets d'inde , les pigeonneaux , les perdreaux , les alouettes , font les viandes les plus convenables aux perſonnes délicates , & peut-être celles auxquelles ils devroient ſe borner.

Les poiſſons ſans écailles , ceux d'étang , ceux qui ſont trop gras , peu fermes , glaireux , forment une mauvaiſe nourriture , & on doit les éviter. Le poiſſon n'eſt jamais plus ſain que quand il eſt cuit à l'eau.

Les œufs quand ils ſont tout frais & crus ou très-peu cuits à la coque , ſont un genre d'aliment doux qui n'irrite point , qui nourrit bien , qui ſe digere avec facilité , mais s'ils ne ſont pas très-frais , ils ſont nuiſibles ; s'ils ſont durcis ils ſont très-indigeſtes ; c'eſt une des meilleures nourritures pour les perſonnes ſujettes aux aigreurs ; celles qui ne peuvent pas digérer les œufs entiers ſe trouvent ſouvent très-bien de ne prendre que le blanc qui eſt beaucoup plus aiſé à digérer & qui fortifie beaucoup les perſonnes foibles (1).

(1) Quand l'expérience ne le prouveroit pas , on auroit pu le conclure de ce que le blanc eſt le premiere nourriture du poulet , & que le jaune ne lui ſert que les derniers jours. Si l'on doit même ajouter foi aux rélations de quelques voyageurs , le jaune de l'œuf *Tavon* , eſpece de poule de mer des Iſles Philipines , ne ſert jamais à la nourriture du petit

Le lait qui eſt le plus doux, le plus digeſtible des aliments, convient auſſi beaucoup aux Gens de Lettres, moyennant qu'ils ne ſoient point encore fatigués par les aigreurs, & qu'ils ne le prennent point avec des aliments ou qui peuvent l'altérer, ou qui, étant difficiles à digérer, le retiendroient trop long-temps dans l'eſtomac où il ſe corromproit. Il faut pour bien faire le prendre ſeul où ſeulement avec un peu de pain dans un temps où la digeſtion des autres aliments eſt bien finie.

On peut placer auprès du lait le chocolat, qu'on doit ranger parmi les aliments plutôt que parmi les boiſſons ; c'eſt la décoction d'une graine qui renferme deux parties, une farine douce, nourriſſante, digeſtible, & une huile graſſe, amere, pénétrante ; ce mélange en fait une nourriture qui répare promptement & qui fortifie, mais dont il ne faut cependant point abuſer. Le cacao nourrit trop les perſonnes ſanguines, il augmente la quantité du ſang, il les échauffe ; comme aliment gras, il occaſionne quelquefois des peſanteurs d'eſtomac, il ſe digere mal,

animal, & quand il éclôt le jaune ſe trouve tout entier dans la coque ; mais comment concilier cette obſervation avec celles qui démontrent invinciblement que le jaune eſt une partie de l'animal même ?

il ôte l'appétit, il conſtipe, & en général il ne convient point quand il y a
des obſtructions ; d'autrefois il s'aigrit.
L'addition du ſucre ne fait que le rendre plus digeſtible, mais celles des aromates, ſur-tout de la vanille & de l'am-
bre le rend inſupportable pour pluſieurs perſonnes, & nuiſible à toutes
celles qui ſont échauffées & dont le
ſang a de la diſpoſition à ſe porter à la
tête.

§. 60. Les fruits dont on fait généralement le plus d'uſage, ſont les ceriſes,
les fraiſes, les framboiſes, les raiſins
de mars, les groſeilles, les mûres,
les différentes eſpeces de prunes & de
pêches, les poires fondantes, les abri-
cots, les raiſins ; tous ne ſont pas également ſalutaires ; les ceriſes, les
mûres, les pêches, les poires fondantes, les raiſins, ſont ceux qui
me paroiſſent mériter la préférence,
& leur qualité relâchante & ſuſ-
ceptible de s'aigrir pourroit même
les faire enviſager d'abord comme peu
convenables aux Savants auxquels je
n'en conſeillerois point en effet un
uſage trop continu ou trop abondant ;
mais comme dans l'énumération des
maux auxquels l'étude expoſe, on a vu
qu'un des plus cruels étoit la ſtagnation
& l'épaiſſiſſement de la bile, ces fruits

font le remede du monde le plus propre à le prévenir & à le guérir ; leur
jus qui eſt, de tous les ſavons, le plus
doux, le plus fondant, le plus agréable, le ſeul nourriſſant & fortifiant,
conſerve à la bile ſa fluidité, enleve les
obſtructions, excite les inteſtins pareſſeux, guérit la mélancolie qui dépend
des obſtructions du bas-ventre, & convient extrêmement à ceux des Gens
de Lettres dont j'ai parlé §. 43. pag.
77 qui ſont expoſés à des fievres inflammatoires, ou à ceux qui tombent
dans des fievres lentes, produites par
le deſſéchement, ou par l'âcreté pu-
tride des humeurs ; ils ſont ſur-tout le
vrai ſpécifique des maladies indiquées
§. 22. qui dépendent de la corruption
de la bile. On doit les éviter quand
on eſt fort ſujet aux aigreurs quand l'eſtomac & les inteſtins ſont dans un état
de relâchement, que tout le corps eſt
trop lâche, le ſang trop diſſous, les
forces épuiſées. Les perſonnes même
auxquelles ils conviennent, ſur-tout
les Gens de Lettres dont l'eſtomac a
toujours beſoin de ménagement, ſe
trouveront toujours mieux de les prendre hors des repas, quand l'eſtomac
eſt vuide, qu'à la fin des repas, de
les prendre ſeuls ou avec un peu de
pain que de les mêler à d'autres ali-

ments, & sur-tout de ne boire par-
deſſus que de l'eau, qui eſt le vrai di-
geſtif; au lieu que le vin les durcit &
les aigrit.

§. 61. Il y a dans le choix des aliments des précautions à prendre qui
ne peuvent point être preſcrites par
des regles générales, mais que chacun
doit découvrir en obſervant ce qui lui
convient ou l'incommode. Chez quelques perſonnes la viande ſe digere plus
aiſément que les légumes qui leur procurent une ſenſation déſagréable au
creux de l'eſtomac, & dont ils doivent
par-là même beaucoup reſtreindre l'u-
ſage, dont d'autres ſe trouvent à mer-
veille & beaucoup mieux que de la
viande, dont un uſage un peu abondant leur donne de l'angoiſſe, des inſomnies, de la triſteſſe, de la fievre.
En général on préfere les légumes
pour la nourriture des Gens de Lettres ; PLUTARQUE ne veut pas même qu'ils goûtent de la viande dont
l'uſage, dit-il, diminue l'intelligence ;
on peut citer pour authoriſer ce ſyſtême l'exemple de pluſieurs Philoſophes
célebres par l'étendue de leur génie &
de leurs connoiſſances, qui n'en ont
fait aucun uſage, tels que ZENON,
PLOTIN, CHRYSANTE. Feu M. CO-
CHI, célebre Médecin de Florence,

a donné fur cette matiere une differtation très-intéreffante (1) ; mais je crois cependant devoir avertir que ce feroit un abus dangereux que de vouloir aftreindre les Gens de Lettres à un régime abfolument végétal qui auroit pour plufieurs des inconvénients très-réels. GALIEN , SETHI , PLEMPIUS s'accordent à regarder les poiffons de riviere comme des aliments lès plus fains pour les Gens de Lettres ; on fe fent plus léger après leur ufage qu'après celui de la viande. J'ai vu quelques Hommes de Lettres à qui le pain donnoit conftamment des aigreurs , & qui ne peuvent en prendre qu'une très-petite quantité. Les œufs incommodent beaucoup de gens fans qu'il foit poffible d'en affigner la raifon , il en eft de même du lait ; ainfi par rapport à ces aliments il faut abfolument confulter fon eftomac.

§. 62. Quoique l'apprêt le plus fimple foit le plus fain , l'on ne doit cependant pas exclure tous les affaifonnements de la cuifine des Savants. Les fibres lâches de leur eftomac , dont l'action n'eft point animée par le mouvement , ont befoin de quelques légers

(1) *Del vitto Pitagorico per ufo dela Medica.* Firenze 1744.

L

ftimulants qui les tirent de leur engourdiſſement ; tels ſont le ſel, le ſucre,
quelques aromates doux, tels que la
canelle, la noix muſcade, & ſur-tout
ces aromates plus ſalutaires encore que
nous cultivons dans nos jardins, le
thym, la majorlaine, le baſilic, le cer-
feuil, le fenouil, & d'autres du même
ordre ; mais l'on doit éviter tous ceux
qui, chargés d'une huile ou d'un ſel
exceſſivement âcres, irritent trop fortement & dont l'action eſt trop dura-
ble ; tous les Gens de Lettres devroient
comme HORACE, haïr l'ail & éviter
l'uſage de la moutarde & du poivre
qui ſont remplis d'une huile eſſentielle
preſque brulante. Ils doivent même
être en garde contre un trop grand &
trop fréquent uſage des aſſaiſonnements
les plus doux, qu'on ne devroit jamais
regarder comme une partie des aliments
ordinaires, puiſque tout ce qui irrite
augmente la circulation, uſe les organes & abrege les jours.

§. 63. Une des regles de diététique
la plus importante pour la ſanté & à
laquelle il eſt d'autant plus important
de s'aſtreindre qu'on a l'eſtomac moins
bon, c'eſt d'éviter les mêlanges de différents aliments, & de ne jamais ſe permettre plus de deux ou tout au plus
trois plats à chaque repas ; celui qui

se borne à un seul fait encore mieux ; & je connois un vieillard respectable qui étant assez valétudinaire à l'âge de quarante ans, s'imposa la loi de ne jamais manger que d'un seul plat, il a tenu parole, & est parvenu à celui de quatre-vingt-dix, jouissant d'une excellente santé, de toute la force de son esprit, & de toute la vivacité de ses sens. Si l'on réfléchit un moment sur cette varieté étonnante de mets dont les tables sont servies, sur le nombre des choses différentes dont on charge son estomac en très-peu de temps, on trouvera peu d'usages plus ridicules ; quand on en observe les suites, on voit qu'il y en a peu de plus dangereux. qu'HORACE nous fasse la leçon sur cet article, on recevra ses conseils avec plus de plaisir & peut-être plus de confiance que ceux des Médecins.

» Voyons maintenant quels sont les
» avantages de la frugalité : premié-
» rement avec elle on se porte bien.
» Pour en être convaincu rappellez-
» vous quelqu'un de ces repas simples
» dont vous vous êtes si bien trou-
» vé ; mais qu'avec les ragoûts, les
» rôtis, on mêle le gibier, le poif-
» son, les viandes douces se chan-
» gent en bile, & une pituite vis-

» queufe fait mille ravages dans l'efto-
» mac (1).

§. 63. Quelle que foit la falubrité
& la fimplicité des mets dont les gens
de Lettres font ufage, fi, toujours occupés de leurs études, ils mangent ma-
chinalement & fans mâcher, comme
je m'en fuis déjà plaint, ils négligent
un des fecours les plus utiles à la digeftion. Rien ne foulage l'eftomac autant qu'une maftication exacte ; elle
augmente la fécrétion de la falive qui
eft le meilleur des digeftifs (2), elle
en impreigne exactement les aliments
dont elle augmente la furface en les
divifant extrêmement, & en les mettant par-là plus à portée d'être péné-
trés par les fucs de l'eftomac, leur dif-
folution dans l'eftomac devenant plus
prompte, ils y féjournent moins long-
temps, ils s'y digerent & ne s'y corrompent point, par-là même ils ne l'irritent ni ne le fatiguent, & cette premiere digeftion étant parfaitement bien
faite, tout le refte des fonctions s'en
reffent & s'exécute avec aifance. La
maftication a encore deux autres avantages, l'un c'eft que l'on mange réellement moins fans en être moins nour-

____

(1) *Accipe nunc victus tenuis quæ quantaque fecum
Afferat, &c.* Satyr. 2. lib. 2.
(2) *MACBRIDE experimental effays.* p. 15. 54. &c.

ri ; l'autre, c'est qu'elle contribue beaucoup à la conservation des dents ; en un mot ses avantages pour la conservation de la santé sont tels qu'on ne peut point assez les apprécier, ni trop insister sur le tort trop général que l'on a de la négliger.

§. 65. La digestion se faisant lentement chez les Gens de Lettres, il ne leur convient point de manger souvent, & il y a une grande différence entre l'état d'un estomac encore à demi plein d'aliments à demi digérés, qui ont besoin de toutes les forces de l'estomac pour l'être complettement , & celui d'un estomac qui étant débarrassé de tout aliment , a repris ses forces & est baigné de sucs digestifs qui attendent de nouvelles nouritures ; tout ce qu'on prend dans le premier état trouble la digestion commencée , & ne peut point éprouver d'abord les premiers changements d'une bonne digestion ; ainsi il importe extrêmement aux Gens de Lettres de ne jamais manger mal à propos, & c'est bien assez pour eux de faire trois repas par jour, deux très légers , & l'autre un peu plus fort. J'ai vu quelques personnes dont le travail avoit dérangé l'estomac & la santé, se rétablir en observant la mode de vivre suivant que je leur avois confeillé avec des directions pour le choix des aliments, dont les détails feroient déplacés ici. Le matin en fe levant ils buvoient un verre d'eau froide, ils déjeunoient une demi-heure après, & s'occupoient pendant quatre ou cinq heures, ils prenoient alors de l'exercice au moins pendant une heure, & dinoient après s'être un peu repofés. Les premieres heures après le dîner étoient confacrées ou à une promenade fort douce ou à quelques devoirs de fociété qui ne fatiguent ni l'efprit ni le corps ; ils s'occupoient encore quelques heures dans la foirée, & faifoient un fouper extrêmement léger, ce qui eft très-important pour les Lettres par plufieurs raifons. La premiere c'eft que le fommeil portant déjà plus de fang à la tête, il eft dangereux d'augmenter beaucoup la plénitude des vaiffeaux par un grand fouper avant que de fe coucher (1) ; la feconde c'eft que l'action des nerfs étant diminuée pendant le fommeil, les digeftions auxquelles cette

---

(1) Il y a plufieurs phénomenes qui prouvent cette plénitude des vaiffeaux du cerveau pendant le fommeil, & on a tous les jours fous les yeux un phénomene qui la démontre palpablement, ce font ces grincements de dents auxquels beaucoup d'enfants & même des adultes font fujets en dormant, & qui font toujours beaucoup plus forts quand ils ont beaucoup foupé.

action eſt neceſſaire doivent ſe faire moins bien ; la troiſieme c'eſt que le ſommeil des Gens de Lettres étant déjà fort léger, s'il y a dans l'eſtomac beaucoup d'aliments ils forment un principe d'irritation qui, tenant tous les nerfs dans un état d'agitation, trouble abſolument le repos ; on n'eſt pas éveillé parce qu'on n'en a pas la force, on ne dort pas, parce qu'on ne peut pas jouir de ce calme profond qui forme le ſommeil, & cet état fatigue exceſſivement & ruine la ſanté ; on le prévient en faiſant un de ces ſoupers légers qui, comme on le diſoit de ceux de PLATON, ſont agréables pour le moment & pour le lendemain, & laiſſent le corps ſain & l'eſprit ibre, au lieu qu'un ſouper abondant laiſſe la tête embarraſſée, le corps fatigué & l'eſprit abattu & incapable de s'occuper avec excès.

> *Vides ut palidus omnis*
> *Cœnâ deſurgat dubia ? corpus onuſtum*
> *Heſternis vitiis animum quoque prægravat una*
> *Atque affigit humo divinæ particulam aura*
> *Alter ubi dicto citius curata ſopori,*
> *Membra dedit, vegetus præſcripta ad munia ſurgit* (1).

(1) Voyez les viſages pâles de ces gens qui ſortent d'une grande table. Il y a p'us, le corps fatigué des excès de la veille appeſantit l'eſprit & rend terreſtre cette parcelle de la Divinité, ce ſouffle qui

J'ai connu des hommes de Lettres qui ont rétabli leur santé délabrée en prenant feulement un peu de lait pour foûper. Ne feroit-on pas encore mieux, dira-t-on peut-être, de ne point fouper du tout ? quelques perfonnes font dans cet ufage, & s'en trouvent bien, mais il ne peut point convenir indiftinctement à tous les Gens de Lettres ; comme ils ont l'eftomac extrêmement fenfible & les nerfs fort délicats ; s'ils reftent trop long-temps fans prendre quelque chofe, les fucs digeftifs acquierent une âcreté qui, n'étant point enveloppée par les aliments, irrite l'eftomac, & cette irritation fuffit pour troubler le fommeil.

§. 66. Ceux qui font attachés au plaifir de manger, pourroient être tentés d'envifager ces regles comme des préceptes aufteres qui n'ont jamais été exactement fuivis, & qu'il feroit peut-être dangereux de fuivre à la lettre ; il eft aifé de les raffurer par une foule d'exemples qui prouvent, qu'une fobriété bien plus grande que celle que

nous anime ; au lieu que l'homme fobre fe couche, s'endort, & fe leve plein de vigueur pour reprendre fes occupations. HOR. Sat. 2. lib. 2.

THEOTRASTE a auffi averti qu'en mangeant beaucoup & en fe nourriffant de viandes, on affoibliffoit fa raifon, on appefantiffoit fon efprit, & on contractoit une efpece d'imbécillité.

j'ai preſcrite, eſt le vrai moyen de conſerver une parfaite ſanté. AUGUSTE, dont on a vu que les infirmités avoient beaucoup de rapport avec celles des Gens de Lettres, eſt un modele à leur offrir pour la ſobriété, il ſe bornoit à la plus petite quantité de nourriture (1) PAUL l'HERMITE, ST. ANTOINE, ARSENIUS, ST. EPIPHANE, pour ne pas parler de pluſieurs autres ſolitaires dont la longue vie eſt moins bien atteſtée, vécurent tous au-delà d'un ſiecle, en ne ſe nourriſſant que de pain, de dattes, de quelques racines, d'un peu de fruit & d'eau. GALIEN raccommoda ſon tempérament par l'exercice & par une grande frugalité. BARTHOLE, ce célebre reſtaurateur de droit dans le quatorzieme ſiecle, eſt le premier, ſi je ne me trompe, qui ait peſé ſes aliments, il les réduiſit à une très-petite quantité, afin de conſerver par-là ſon génie également diſpoſé, en tout temps, à l'étude à laquelle il ſe livroit avec une ardeur dont on a vu peu d'exemples (2). Mais un des exemples

____

(1) *Minimi cibi erat.* SUET.

(2) L'on nous a conſervé une anecdote de la vie de BARTHOLE, qui n'eſt pas à l'avantage des Lettres, & ne prouve que trop qu'en s'y livrant avec excès elles produiſent un fond dangereux d'hypocondrie, de miſantropie & d'humeur. Il étoit revêtu d'une charge de judicature conſidérable, & condamn

les plus frappants & les plus inſtructifs,
c'eſt celui de LOUIS CORNARO, noble
Vénitien , d'une des plus anciennes
familles , & de celles qui ont fourni le
plus de Doges à cette république. Dès
l'âge de vingt-cinq ans , il fut attaqué
de maux d'eſtomac , de douleurs de
côté, d'un commencement de goutte ,
de fievre lente ; malgré une multitude
de remedes , ſa ſanté continuoit à quarante ans à être très - mauvaiſe , il
abandonna alors tous les remedes , &
s'impoſa le genre de vie le plus ſobre ,
s'étant réduit à douze onces de nourriture ſolide , & quatorze onces de
boiſſon par jour , ce qui ne fait que
le quart de la nourriture ordinaire d'un
homme dans le même pays où il vi-
voit ; l'effet de ce régime qu'il a dé-
crit lui-même dans un petit ouvrage intitulé , *des avantages de la vie ſobre* (1).
fut tel que les infirmités , diſparoiſſant
peu à peu , firent place à une ſanté
ferme & robuſte, accompagnée d'un
ſentiment de bien être , & de contentement qu'il n'avoit jamais connu auparavant ; à l'âge de quatre-vingt-quin-
ze ans , il écrivit un ouvrage ſur la naiſ-

noit à mort ſur le plus léger ſoupçon ; ce qui le rendit ſi odieux au peuple que pour en fuir la violence ,
il fut obligé de ſe retirer à la campagne.

(1) *Luigi* CORNARO *diſcorſi della vita ſobria.*

fance & la mort de l'homme, dans lequel il fait le portrait le plus intéreſſant de ſa vie. » Je me trouve ſain & gail-
» lard comme on l'eſt à ving-cinq ans ;
» j'écris ſept ou huit heures par jour,
» le reſte du temps je me promene, je
» cauſe, ou je tiens ma partie dans un
» concert ; je ſuis gai , j'ai du goût
» pour tout ce que je mange , j'ai l'i-
» magination vive , la mémoire heu-
» reuſe, le jugement bon, & ce qui eſt
» ſurprenant à mon âge, la voix forte
» & harmonieuſe. « Il vécut au-delà de cent ans. Le ſavant Jéſuite Flamand, *Léonard* LESSIUS, enchanté de la méthode de CORNARO , traduiſit ſon traité de la vie ſobre en latin ; en adopta la pratique pour lui-même, avec le plus grand ſuccès , & compoſa ſur ces principes un ouvrage diététique , dans lequel il démontre tous les avantages de la frugalité (1). RAMAZINI nous a conſervé l'hiſtoire du Cardinal SFORTIA PALLAVICINI , qui, après avoir travaillé tout le jour ſans rien prendre , ſe bornoit à faire un ſouper léger (2) ;

____

(1) *Leon.* LESSII *Hygiaſticon , ſeu vera ratio valetudinis bonæ.* Antuerp. 1563.

(2) *Totam diem litterarum ſtudio ſine cibo largiebatur , mox cænâ modicâ ſumptâ ac ſtudiorum cura ablegata , ſomno & virium reparationi noctem totam impendebat De litteratorum morbis diſſertatio.* Opera omnia. p. 654.

& pour nous rapprocher plus de notre temps, l'immortel NEWTON, qui est parvenu à un âge très-avancé, pendant le temps de ses plus grandes méditations, n'a vécu que d'un peu de pain & d'eau, rarement d'un peu de vin d'Espagne, & pendant le cours de sa vie n'a presque rien pris de plus, si ce n'est un peu de poulet. Le fameux Chevalier LAW, l'un des hommes qui a fait les plus grands efforts d'esprit, pour conserver toujours sa tête parfaitement libre & toute la vivacité de son esprit, ne vécut pendant plusieurs années qu'avec la moitié d'un poulet par jour, & environ une livre de pain; il ne buvoit que de l'eau ou des liqueurs aqueuses (1), & le choix de cette boisson doit encore être regardé comme un des moyens les plus propres à conserver la santé.

§. 67. L'eau est la boisson que la nature a donné à toutes les nations, elle l'a faite agréable pour tous les palais, & lui a donné la vertu de dissoudre tous les aliments. Les Grecs & les Romains la regardoient, avec raison, comme une panacée universelle, & elle est en effet un très-grand remede toutes les fois qu'il y a beaucoup de seche-

____

(1) CHEYNE *Natural méthod of curing the disea-ses of the body, &c.* part. 2. ch. 2. Parag. 4.

reſſe, quand on eſt incommodé par les aigreurs, quand la bile a acquis trop d'âcreté. On doit choiſir une eau de fontaine pure, douce, fraîche, qui mouſſe facilement avec le ſavon, qui cuiſe bien les légumes, qui lave bien les linges ; quand elle réunit toutes ces qualités elle facilite extrêmement les digeſtions, elle fortifie, elle entretient toutes les évacuations, elle prévient tous les engorgements, elle rend le ſommeil plus tranquille, la tête plus nette, la gaieté plus conſtante, & les mœurs plus douces. En comparant ſes effets à ceux du vin, la comparaiſon eſt toute en faveur de l'eau.

§. 68. Le vin agit comme un ſtimulant, il irrite les fibres & augmente le mouvement, effet qui, ſouvent répeté, abrege néceſſairement la vie ; ſujet à s'aigrir, il augmente les aigreurs qui ſont un des maux des Gens de Lettres ; il a d'ailleurs un inconvenient très-grand pour eux, & qui ſeul devroit les déterminer à s'en priver, c'eſt qu'il porte puiſſamment les humeurs à la tête & augmente par-là les maladies de cette partie, auxquelles les études diſpoſent déjà ſi fortement. L'on ſoulage rarement les migraines, & on ne parvient point à prévenir les apoplexies ſans interdire cette boiſſon dont

l'ufage journalier , bien loin de faciliter la digeftion , la trouble chez prefque
toutes les perfonnes qui n'ont pas l'eftomac très-bon. L'on a remarqué fouvent que les perfonnes qui ne buvoient
que de l'eau avoient le génie plus net ,
la mémoire plus ferme , les fens plus
exquis ; DEMOSTHENE , G. NAUDÉ ,
TIRAQUEAU , M. LOCKE, M. HAL-
LER n'ont jamais bu que de l'eau ; la
plupart des plus grands hommes, &
tous les hommes qui ont vécu long-
temps n'ont bu que très-peu de vin ,
qui eft nuifible dans prefque tous les
maux de nerfs, fleau ordinaire des Gens
de Lettres ; & qui font fi inévitablement
la fuite des études , que je ne doute pas
que cet amour des fciences , qui eft
depuis un fiecle la manie régnante , ne
foit une des principales caufes de cette
augmentation frappante des maladies
de cette efpece (1), qu'un régime con-

(1) Les maladies des nerfs font beaucoup plus
fréquentes & plus variées qu'elles ne l'étoient il y a
foixante ans ; c'eft une vérité généralement connue ,
tout le monde l'obferve, s'en plaint , & en demande
les raifons : il y en a plufieurs , j'indiquerai ici les
principales. 1°. L'amour des Sciences & la culture
des Lettres beaucoup plus répandues : on pourroit
dire comme CICERON difoit autrefois des Dieux ,
il eft plus aifé de rencontrer un Académicien
qu'un homme. Cette foule de preffes qui roulent
continuellement en Europe , cette immenfité d'ouvrages qui en fortent tous les jours fuppofent nécef-

vénable, l'exercice, la privation des eaux chaudes & celle du vin guérissent plus souvent que les remedes. Je

fairement une multitude d'hommes qui n'ont peut-être point les vrais attributs des Savans, mais qui sont plus ou moins exposés aux maux qu'ils éprouvent, & l'on a vu que les maux de nerfs en sont une partie. Tant d'Auteurs font éclore une foule de lecteurs, & une lecture continuée produit toutes les maladies nerveuses ; peut être que de toutes les causes qui ont nui à la santé des femmes la principale a été la multiplication infinie des romans depuis cent ans. Dès la bavette jusques à la vieillesse la plus avancée, elles les lisent avec une si grande ardeur qu'elles craignent de se distraire un moment, ne prennent aucun mouvement, & souvent veillent très-tard pour satisfaire cette passion ; ce qui ruine absolument leur santé ; sans parler de celles qui sont elles-mêmes auteurs, & ce nombre s'accroit tous les jours. Une fille qui a dix ans lit au-lieu de courir, doit être à vingt une femme à vapeurs & non point une bonne nourrice. 2°. Un beaucoup plus grand usage des eaux chaudes, dont je fais voir tous les dangers dans le paragraphe qui suit celui-ci. 3°. L'augmentation du luxe, qui entraîne une vie beaucoup plus molle pour les maîtres & pour les domestiques, & qui a multiplié prodigieusement le nombre des Arts sédentaires dont l'établissement si vanté a ruiné tout à la fois l'agriculture & la santé. J'ai vu dans ce pays quelques villages dont tous les habitants, occupés aux ouvrages de futaillerie, passoient leur vie à aller couper les arbres dans les forêts, à les mettre en œuvre, à conduire les ouvrages sur les marchés ; & c'étoit le canton du pays ; où l'on trouvoit les hommes les plus beaux, les plus forts, les mieux portans, les plus à leur aise : il y a trente ans qu'il s'y établit quelques lapidaires, la quantité d'argent augmenta & séduisit, la lapido-manie gagna, la futaillerie tomba, la vie sédentaire succéda à la vie active, des mercénaires étrangers sont venus travailler leurs terres, la nouvelle profession a perdu de sa vogue, c'est aujourd'hui le quartier

ne veux cependant pas qu'on conclue
que je condamne abſolument l'uſage
du vin pour les Gens de Lettres ; mais
je voudrois qu'on n'en fit point une

du Pays qui a le plus de maladies de langueur , les
hommes y ont dégeneré & l'aiſance s'en éloigne pour
n'y revenir peut-être jamais , parce qu'elle fuit les
contrées où les hommes font foibles & oiſifs. Pluſieurs ordres de gens qui ſe ſervoient eux-mêmes il
y a trente ans , ſe font ſervir aujourd'hui : ceux qui
alloient à pied vont à cheval,ceux qui alloient à cheval vont en voiture , ils trouvent même le cahotement
des voitures publiques trop rude & les derniers artiſans ne voyageront bientôt plus que dans des car-
roſſes *à reſſorts bien liants*. On demeure beaucoup
plus en ville qu'on ne faiſoit , le mot vague d'éducation à frappé les oreilles , & ſans ſavoir quelles
idées on y attachoit , on eſt venu en ville donner de
l'éducation à ſes enfants & ils y ont perdu leur ſanté , & trop ſouvent peut-être leurs vertus ; qu'ont
ils acquis en échange ? 4°. Plus de paſſions : le luxe
& la vie de la ville les mettent néceſſairement en
jeu , ils augmentent la vanité , la cupidité , l'am-
bition , la jalouſie , paſſions nuiſibles qui détruiſent la ſanté & produiſent tous les maux de nerfs ;
ils diminuent les liaiſons , l'amitié , la gaieté , qui
font tant de bien. 5°. Un goût d'aſſaiſonnement
dans la cuiſine beaucoup plus échauffant ; ce qui
uſe néceſſairement les organes , jette dans la foibleſſe , la fievre lenté , tous les maux de nerfs.
6°. Une dégéneration qui eſt inévitable. Les enfans
ſe reſſentent des maux des peres ; nos aïeux ont
commencé par s'écarter un peu du genre de vie le
plus ſalutaire nos grands peres font nés un peu plus
foibles , ont été élevés plus mollement , ont eu , des
enfants encore plus foibles qu'eux , & nous , quatrieme génération , nous ne connoiſſons plus la force & la ſanté que chez les vieillards octogénaires ou
par oui-dire. Il faudroit , pour nous les rendre , ou
une conduite raiſonnée qu'on ne peut point eſpérer ou quelques ſiecles de barbarie qu'on n'oſe pas même deſirer. 7°. Les influences des maladies ſecrettes.

boiſſon

boiſſon journaliere & qu'on le regardât comme un remede ; il n'y en auroit point de plus agréable & de plus utile dans les cas de grand relâchement , de foibleſſe , d'abattement ; on le prendroit , comme on a vu que M. NEWTON le prenoit , pour ſe fortifier dans les travaux extraordinaires , au lieu d'aliments , pour ranimer après de grands épuiſements , pour ſe ſoutenir dans les afflictions ; mais qu'en tout autre temps les Gens de Lettres le laiſſent entiérement , & qu'ils ne craignent point le danger de rompre une habitude inveterée , ce danger eſt nul , & de cent perſonnes qui quittent bruſquement tout uſage du vin , il n'y en a pas deux qui en ſoient incommodées. Quand il convient aux Gens de Lettres d'en faire uſage , qu'ils emploient un vin plus noūrriſſant que ſpiritueux , qui n'ait ni aprêté ni aigreur, & qui fortifie ſans irriter ; mais qu'ils évitent ſoigneuſement l'uſage de ces petits vins qui , comme dit VANHELMONT , font plutôt du vinaigre que du vin , & qui produiſent des aigreurs , troublent la digeſtion & irritent les nerfs.

§. 69. Il y a un autre genre de boiſſon qui n'eſt pas moins nuiſible aux hommes ſtudieux que le vin , & dont ils font un beaucoup plus grand uſage ,

M

ce font les boiffons chaudes, dont l'u-
fage a augmenté prodigieufement depuis un fiecle. Il fe gliffa à cette épo-
que un préjugé funefte dans la Médecine ; on étoit encore dans l'enthou-
fiafme de la découverte de la circulation, on crut qu'il falloit pour la confervation de la fanté la rendre la plus
facile qu'il feroit poffible, que pour
cela il falloit donner une extrême fluidité au fang, & que par-là même il
convenoit de boire une grande quantité d'eau chaude. *Corneille* BONFEKOE,
Médecin Hollandois, mort enfuite à
Berlin premier Médecin de l'Electeur
de *Brandebourg*, publia en 1679 un
petit ouvrage, en Hollandois, fur le
thé, le café, & le chocolat, dans lequel il prodigue les éloges les plus ou-
trés au thé pris même aux dofes les
plus exceffives, jufques à cent & deux
cens taffes par jour, & nie qu'il puiffe
endommager l'eftomac : cette erreur
fe répandit avec une rapidité étonnante dans tout le Nord de l'Europe, &
eut les fuites les plus fâcheufes ; l'épo-
que de fon introduct on eft celle d'une
révolution funefte & marquée dans
l'hiftoire de la fanté. Les gens qui ob-
fervent ne tarderent pas à voir le mal ;
M DUNCAN, Médecin François, établi à Rotterdam, publia en 1705 un

petit ouvrage dans lequel on trouve,
parmi beaucoup de mauvaise théorie,
d'excellents conseils contre l'usage
des boissons chaudes (1). M. BOER-
HAAVE s'éleva avec force contre cet
abus ; tous ses éleves l'ont combattu,
& tous les grands Médecins ne pen-
sent point autrement ; on est parvenu
à en arrêter le progrès, & même, depuis quelques années, à le diminuer
(2) ; mais malheureusement le préjugé
se conserve encore chez les valétudi-
naires ; ils s'imaginent que l'épaississe-
ment du sang est la cause de leurs
maux, & cette idée les engage à continuer ces breuvages malfaisants. Ces
thétieres pleines d'eau chaude que je
trouve sur leurs tables, me rappellent
la boëte de Pandore d'où tous les maux
sortent, mais avec cette différence
qu'elles ne laissent pas même l'espérance, mais au contraire, en propageant
l'hypocondrie, elles répandent la tristesse & le désespoir.

§. 70. Le sophisme qui a induit les

(1) *P. DUNCAN avis salutaire contre l'abus du
café, du chocolat & du thé*, Rotterd. 1750. in-8°.
Cet ouvrage est introuvable aujourd'hui.

(2) Le thé & le café sont proscrits en Suede,
& je vois dans les papiers publics que toute une Pro-
vince considérable de l'Allemagne renonce volontairement au café, comme les Colonies Angloises
en Amérique ont renoncé au thé.

perſonnes foibles à faire un ſi grand
uſage des boiſſons chaudes n'eſt par
difficile à détruire. Il eſt vrai que la circulation ſe fait ſouvent chez eux foi-
blement, lentement, mal, que les humeurs croupiſſent, qu'il ſe forme des
obſtructions, mais tous ces accidents
dépendent de la foibleſſe des vaiſſeaux
& non point de la denſité ou de l'é-
paiſſiſſement des liqueurs, qui ſont au
contraire trop peu conſiſtantes. Si l'on
ſaigne en même-temps un laboureur robuſte & un homme qui paſſe ſa vie
dans ſon cabinet, ou un autre valétudinaire, on trouvera le ſang du premier épais d'un rouge foncé, quelquefois couvert d'une peau blanche &
dure de la nature de celle qu'on trouve
dans les maladies inflammatoires ; celui du ſecond ſera diſſout, aqueux,
peu coloré, glaireux, cette partie qui
forme ſur le ſang du premier une peau
forte ne forme chez le ſecond qu'une
gêlée molle : ce ſeroit donc au premier
à éclaircir ſon ſang ſi cet état du ſang
étoit maladif, par beaucoup de boiſſons délayantes, le ſecond ne doit
avoir d'autre but que de l'épaiſſir, &
doit par-là même éviter la grande
quantité de boiſſons quelconque &
les boiſſons tiedes, qui augmentent
cette diſpoſition à l'hydropiſie qui,

comme je l'ai déjà dit §. 19. est souvent l'effet d'une vie studieuse & sédentaire; M. DUVERNEY, le jeune,
en rapporte un exemple bien marqué
dans les mémoires de l'Académie royale (1). Mais c'est sur-tout l'estomac
qui se ressent le premier des mauvais
effets des eaux chaudes qui nuisent de
plusieurs façons. La grande quantité
qu'on en boit gonfle cet organe, ses
fibres trop tendues par ce volume de
boisson, qui en même-temps qu'elle les
étend par sa quantité, les relâche par
sa qualité, tombent dans le relâchement, la foiblesse, & perdent la force nécessaire à leurs fonctions, les
aliments restent alors trop long-temps
sur l'estomac & causent un sentiment
de pésanteur désagréable, dont on
cherche à se débarrasser en buvant de
nouveau beaucoup de quelque décoction délayante, qui entraînant, comme un torrent, les aliments à demi digérés, soulage en effet pour le moment, mais augmente réellement la
cause du mal. Un second danger des
eaux chaudes & en général de la quantité de boisson quelconque, c'est de
noyer les sucs digestifs qui se trouvent
par là sans aucune force, & comme
ils font l'agent essentiel des digestions

(1) Année 1703.

on ne les émouffe point impunément,
d'autant plus qu'aucune boiffon n'eft
capable de les remplacer , & que les
ftomachiques les plus vantés , dont
plufieurs font prefque toujours nuifibles , n'équivalent jamais à la falive
& aux liqueurs qui fe féparent dans
l'eftomac. Il faut boire beaucoup pour
fe bien porter , on ne peut fur-tout
jamais boire trop d'eau , difent quelques perfonnes , & peut-être même
quelques Médecins ; mais c'eft être
bien peu inftruit des loix de l'œconomie animale & des effets de la boiffon
abondante. Le relâchement de l'eftomac , l'affoibliffement des fucs digeftifs , la précipitation des aliments avant
que d'être digérés , voilà les effets certains de cet abus trop général ; ils font
plus ou moins augmentés fuivant la
qualité de ces boiffons. Celles qu'on
prend chaudes ou tiedes ont un danger qui leur eft plus particuliérement
attaché , c'eft de détruire cette fine
mucofité qui revêt ou tapiffe intérieu-
rement l'eftomac , les boyaux , & en
général tous les vifceres creux , & qui
préferve leurs nerfs de la trop forte
impreffion des aliments ou des autres
corps auxquels ils donnnent paffage.
Quand cette mucofité eft une fois dé-
pouillée par le lavage continuel d'une

boiſſon tiede, chargée ordinairement de principes âcres qui en augmentent le danger, les nerfs ſe trouvant à nud, éprouvent des douleurs vives après le manger, à moins qu'on ne ſoit très-attentif a choiſir les aliments les plus doux : les inteſtins, dépouillés comme l'eſtomac, font éprouver des douleurs de colique vives, & le mal ſe répandant juſques aux membranes internes de tous les petits vaiſſeaux, les nerfs, par-tout irrités, acquierent cette mobilité qui fait le malheur de tant de gens.

§. 71. Le danger de ces boiſſons eſt, comme je l'ai dit, fort augmenté par les qualités des plantes dont elles font chargées ; la plus funeſte, quand on en fait un uſage fréquent ou abondant, eſt ſans contredit le thé, que nous tirons depuis près de deux ſiecles, de la *Chine* & du *Japon*, & qui a ſi fort multiplié les maladies de langueur dans les pays où il s'eſt introduit, qu'on peut aiſément juger, en faiſant attention à la ſanté des habitants d'une ville, s'ils boivent du thé ou s'ils n'en boivent pas ; & l'un des plus grands biens phyſiques qui puſſent arriver à l'Europe, ce ſeroit une prohibition générale de l'importation de cette feuille fameuſe, dans laquelle on ne trouve de principe effentiel, qu'une gomme âcre & corrofive avec quelques particules adftringentes (1), qui donnent

(1) Un très-habile Jurifconfulte, ayant lu la premiere édition de cet ouvrage, me fit l'amitié de m'écrire une lettre très-polie, dans laquelle je trouvai une obfervation importante qu'il m'a permis de communiquer au public à qui elle peut être très-utile. ˮ Dans le mois de Juin 1765, j'eus quelque ref-
ˮ fentiment d'ardeur d'urine, accompagné de dou-
ˮ leurs qui m'étoient inconnues ; le détail que j'en
ˮ fis à M. le D... m'apprit que j'avois la gravelle,
ˮ & il m'ordonna des pillules de thérébentine & une
ˮ infufion de pareira brava & de regliffe ; l'ufage de
ˮ ce remede me fit rendre des fragments de petites
ˮ pierres, comme des fragments qui auroient fervi à
ˮ envelopper un petit noyau, ayant un côté conca-
ˮ ve, l'autre convexe, des angles, &c. leur paf-
ˮ fage quelquefois très-douleureux, le plus fouvent
ˮ n'excitant qu'une très-petite fenfation. J'étois or-
ˮ dinairement refferré, mais vers la fin de Novem-
ˮ bre l'ufage de ces remedes me donna un tenefme
ˮ qui me fit cruellement fouffrir. M.. m'ordonna la
ˮ fuppreffion de tout remede, des lavemens &c.
ˮ Enfuite M. le D... que je confultai, m'ordonna
ˮ des pillules de favon & autres remedes ; le ten-
ˮ nefme leur fuccéda. Ayant lu dans l'hiftoire uni-
ˮ verfelle que les Chinois ne connoiffoient ni la pier-
ˮ re ni la gravelle, ce qu'on attribuoit au fréquent
ˮ ufage de thé qu'ils buvoient comme boiffon froide
ˮ fans aucun mêlange, j'effayai de me conformer à
ˮ cette regle. Je ne faifois aucun ufage du thé, ainfi
ˮ fa boiffon m'étoit nouvelle. Je pris un quart d'on-
ˮ ce de bon thé-hou du Japon, je fis jetter deffus un
ˮ bon pot d'eau bouillante & laiffai refroidir l'infu-
ˮ fion. Je la tirai enfuite au clair & en pris le matin
ˮ trois taffes, à une heure environ de diftance, deux
ˮ à jeûn, une après déjeûner, une quatrieme deux
ˮ heures après le dîner. Le premier jour l'effet fut
ˮ fimplement une plus grande abondance d'urine,
ˮ mais le fecond jour je rendis le matin douze gros
ˮ fragments, un noyau comme un petit poids & de

au

au thé quand il eſt fort chargé , ou
qu'il a tiré long-temps & qu'il eſt re-
refroidi , un goût ſtiprique qui criſpe
légérement la langue , mais qui noyé
dans l'eau chaude ne prévient point
ſes effets relâchants ; ils ſont ſi mar-
qués , que j'ai vu fréquemment des
hommes très-forts & très - bien por-

» la pouſſiere & ce qui me fit le plus de plaiſir , l'uſa-
,, ge du thé me procura d'aller du ventre comme
,, dans la plus parfaite ſanté. J'ai continué dès lors
,, cette boiſſon avec des intervalles , quelquefois de
,, huit jours , l'été paſſé même d'un mois , & l'effet
,, a été conſtamment le même & bien loin de nuire à
,, l'eſtomac , j'ai meilleur appétit , je digere mieux ,
,, je me ménage pour le régime ſans eſclavage ; je
,, bois du vin blanc de la côte avec les trois quarts
,, d'eau , & le plus ſouvent un gobelet médiocre
,, me ſuffit pour un repas ; point de fromage ni de
,, ſalé. &c.
,, J'ai ſeptante-ſept ans accomplis à deux mois
,, près , il faut peu de choſe pour me procurer une
,, ſelle ou deux plus abondantes ; avant l'uſage du
,, thé , une légere infuſion de polipode bue à froid
,, ſuffiſoit pour cela , j'en faiſois ſur-tout uſa-
,, ge quand j'étois enrhumé , & je m'en trouvois
,, bien.
,, Je vous fais ce détail pour que vous puiſſiez
,, conjecturer pourquoi le même uſage du thé n'a
,, pas fait le même effet à d'autres perſonnes qui
,, l'ont tenté , peut-être falloit-il une autre doſe ,
,, &c. peut-être n'ont-elles pas eu aſſez de patience.
,, J'ai fait le mois paſſé une expérience réitérée
,, trois fois de mettre du ſucre dans mon thé , il
ma fait uriner & aller du ventre à l'ordinare , mais
ſans aucun fragment du tout.

Cette obſervation dont on peut tirer parti , n'eſt
point en oppoſition , non plus que l'uſage que les
Chinois font du thé , avec ce que je dis de l'abus
qui s'en fait en Europe.

N

tants , à qui quelques taffes de thé
bues à jeun , donnoient des anéantif-
femens , des baillemens , des mal-ai-
fes , qui duroient quelques heures , &
quelquefois ils s'en reffentoient toute
la journée. Je fais que ce mauvais effet n'eft pas auffi marqué fur-tout le
monde , je connois quelques perfonnes qui fe portent très-bien & boivent
tous les jours du thé , mais fort mo-
dérément , d'ailleurs les exemples de
quelques heureux qui échappent à un
danger , ne prouvent jamais que le
danger n'exifte pas.

§. 72. L'on ne peut point mettre le
café dans la même claffe que le thé ,
leurs effets n'étant point les mêmes ;
quoique le café foit une eau chaude ,
il nuit moins cependant à ce titre ,
que comme un ftimulant puiffant qui
irrite fortement les fibres par fon huile
amere & aromatique qui , étant alliée
à une farine fort digeftible & nourrif-
fante , lui mériteroit une place diftin-
guée dans les pharmacies à la tête des
amers ftomaftiques , dont il feroit le
plus agréable & un des plus puiffants ,
mais qui devroit en faire bannir l'u-
fage ordinaire qui eft véritablement
pernicieux : cette irritation journaliere des fibres de l'eftomac détruit à
la fin leur force ; fa mucofité fe perd ,

les nerfs font irrités , ils acquierent
une mobilité finguliere , les forces fe
détruifent , & l'on tombe dans des
fievres lentes , & dans une foule de
maux dont trop fouvent on cherche à
fe cacher la caufe , & qui font d'autant plus difficiles à détruire, que cette
âcreté alliée à une huile , paroît non-
feulement infecter les fluides , mais
adhérer même aux vaiffeaux. Quand
on n'en prend que rarement il réjouit,
il brife les matieres glaireufes de l'eftomac, il en ranime l'action, il diffippe
les pefanteurs & les maux de tête qui
dépendent du déréglement des digeftions , il épure même les idées & ai-
guife l'efprit , s'il en faut croire les
Gens de Lettres ; auffi en font-ils un
grand ufage ; mais HOMERE , THUCI-
DIDE , PLATON , XENOPHON , LU-
CRECE , VIRGILE , OVIDE , HORACE,
PETRONE , je pourrois même dire har-
diment , CORNEILLE & MOLIERE,
dont les chef-d'œuvres feront les délices de la poftérité la plus recu!ée,
buvoient-ils du café ? Le lait diminue
un peu l'irritation que le café occafionne , mais n'en détruit point tout les
mauvais effets, ce mélange en a même
qui lui font particuliers , & les Gens de
Lettres fages , devroient en général ré-
ferver le café pour leur remede favori,

mais ne jamais en faire leur boiffon quotidienne ; cette habitude eft d'autant plus dangereufe, qu'elle dégénere bientôt en befoin, auquel peu de perfonnes ont la force de fe fouftraire. On fait qu'on s'empoifonne, mais le poifon eft doux, & on l'avale.

§. 73. Le choix de l'air feroit encore de la plus grande importance, il agit fur l'ame comme fur le corps ; un air fain, difoit HIPPOCRATE (1), donne de l'intelligence ; celui de *Béotie* & de *Thrace* rendoient l'efprit lourd,

Beotum in craffo jurares aere natum.

celui d'Athenes le rendoit pénétrant & PLATON dit que *Minerve* avoit choifi cet endroit pour y élever les plus fages des hommes (2). Les Savans devroient, autant qu'ils le pourroient, choifir un air temperé, pur & fec, qui eft excellent pour le poulmon, favorife la circulation, & donne de la force aux fibres ; l'air froid & fec eft fupportable ; mais l'air humide eft très-dangereux, il augmente les incommodités des Gens de Lettres, il

(1) *De morbo facro*, N°. 17.
(2) *Dans fon Timée* au commencement ; ,, N'i-,, gnorez point, dit il, ailleurs que la fituation ,, des lieux ne contribue pas peu à rendre les hom-,, mes meilleurs ou pires. *De legib. lib.* 5.

relâche , il arrête la tranfpiration ,
produit des catharres , des rhumatif-
mes , des paralyfies (1). Les Gens de
Lettres font comme AUGUSTE , &
comme toutes les perfonnes délicates,
ils ne peuvent fupporter ni les grands
froids, ni fur-tout les chaleurs exceffives qui les épuifent beaucoup ,
parce qu'on ne peut pas s'en garantir
auffi aifément que du froid. MILTON
tomboit pendant l'été dans un accablement qui approchoit de la ftupidité.
M. DODART parle d'un jeune homme
de huit ans dont le génie étoit fort
précoce , qui perdoit toute fa mémoire
pendant le tems des canicules & qui
la recouvroit dès que l'air étoit rafraî-
chi pendant quelques jours (2) ; &
M. LANCISI , ce célebre Médecin des
Papes INNOCENT XI. & CLEMENT

____

(1) M. PELLEGRINI , célebre Médecin, & Profeffeur d'Anatomie à Venife, qui a donné une traduction italienne très-exacte & très-élégante de l'A-
vis au Peuple , à laquelle il a ajouté quelques remarques extrêmement utiles , a fait une obfervation
qui prouve tout le danger des appartemens humides;
c'eft celle d'une femme dans la force de l'âge , très-
bien portante , à qui des féjours dans une habitation
humide donnoient toujours une attaque d'apoplexie,
qui ne guériffoit que dans un air fec , & dont elle
fut entiérement préfervée quand elle fe détermina
à ne plus habiter cet appartement. *Avertimenti al
popolo , page* 44.
(2) *Hiftoire de l'Académie Royale des Sciences.
ann.* 1705. *p.* 72.

N 3

XII. écrivoit à fon ami COCCHI , que
pendant les grandes chaleurs , s'il ne
fouffloit point des vents frais , il étoit
incapable de penfer & d'écrire (1).
Le grand froid irrite les nerfs & donne des convulfions aux perfonnes qui
les ont très-mobiles ; les Gens de Lettres doivent donc éviter les extrêmes.
Ils ne font pas toujours maîtres de
choifir le lieu de leur demeure , chacun ne peut pas aller chercher à *Bayes*
ou à *Alexandrie* l'air le plus falutaire ;
la campagne , qui eft l'endroit où
l'on penfe le mieux & ou l'on refpire l'air le plus pur , n'eft pas toujours celui qui convient le mieux aux
Gens de Lettres que plufieurs circonftances fixent fouvent dans les villes ,
mais ils peuvent au moins s'y choifir
un logement auffi fain qu'on peut l'y
trouver , qui foit haut , bien éclairé ,
expofé au vent en été , au foleil en
hyver , qui foit éloigné des quartiers
dans lefquels il y a des exhalaifons
malfaines , telles qu'en fourniffent les
tueries , boucheries , taneries , &c.
ils doivent avoir grand foin de renouveller fouvent l'air de leur chambre ,
& c'eft une des raifons qui font que
les chambres à cheminée , où il fe re-

____

(2) *LANCISI ad Cocci. pag.* 47.

nouvelle continuellement , font plus faines que celles qui ont des poëles (1) ; un autre de leurs avantages , c'eft qu'on n'eft pas expofé à y gagner froid aux pieds comme dans celles à poële , & cela eft extrêmement important.

§. 74. Le froid aux pieds auquel on eft expofé dès qu'on ne prend pas du mouvement & qu'on n'eft pas auprès du feu , nuit aux tempéraments foibles , en leur donnant des pefenteurs de tête , des maux de gorge & de poitrine , des rhumes opiniâtres ; il fupprime la tranfpiration , trouble les digeftions, occafionne de violentes coliques , & contribue beaucoup à augmenter les infomnies. J'ai fait dormir des Savans qui avoient pris inutilement les anodins les plus efficaces, genre de remede prefque toujours dangereux pour eux , en leur ordonnant de fe chauffer la plante des pieds tous les foirs , devant le feu ; avant d'aller fe coucher , jufques au point de reffentir de la douleur. D'autres fe font bien trouvés de porter jour & nuit fous la plante des pieds des emplâtres légére-

(1) *Breviter & fine tergiverfatione audeo definire , feffionem multo falubriorem effe ante luculentum focum , quam in hypocaufto.* PLEMPLUS *de togan. va-let. tuend. pag.* 57.

N 4

ment ſtimulants. Le ſang a tant de diſpoſition à ſe porter au cerveau chez
les Gens de Lettres qu'ils ne doivent
négliger aucun moyen raiſonnable
pour prévenir cet accident. Il y en a
eu qui, pour pouvoir travailler plus
long-temps, ont eu le courage de mettre autour de leur tête une ſerviette
trempée dans l'eau froide, c'eſt une
épreuve dangereuſe & que je décon-
ſeille, mais on fait très-bien d'avoir
ordinairement la tête nue ou très-peu
couverte, de la laver tous les matins
ſi les cheveux ne ſont pas un obſtacle,
auſſi bien que les oreilles, le viſage
& le col, avec de l'eau froide (1).
Quand on ſent que la tête ſe remplit
tout-à-coup & s'échauffe, ce que l'on
peut faire de mieux, c'eſt de reſter pendant quelques momens dans la plus
parfaite immobilité, ne ſe permettant
pas même de parler, enſuite on peut
prendre un peu d'eau fraîche & ſur
tout éviter toute application pendant
pluſieurs heures.

§. 75. Cette attention que les perſonnes qui étudient beaucoup doivent
avoir de détourner continuellement
les humeurs de la tête doit les empêcher de ſe livrer au ſommeil de l'après

___

(1) Voyez CELER de Medecin. l. 1, ch. 4.

dîner, qui produit cet effet. Si l'habitude est contractée, si l'on est forcé d'y succomber, il faut au moins le faire le plus court possible, & imiter AUGUSTE, dont j'ai déjà preſenté plusieurs fois l'exemple aux gens de Lettres ; lorsqu'il lui prenoit envie de dormir *il repoſoit un inſtant, tout habillé, en couvrant ſes pieds & en mettant ſa main devant ſes yeux* (1). On doit avant que de s'endormir desſerrer ſon col & ſes jarretieres.

§. 76. L'uſage du tabac eſt un autre abus auquel on n'auroit pas ſoupçonné que les Hommes de Lettres duſſent ſe livrer. *Le tabac*, dit le Chancelier BACON, *dont l'uſage s'eſt établi de nos jours, eſt une eſpece de juſquiame qui trouble le cerveau tout comme l'opium.* Il opere ſur nos ſens le même effet que les boiſſons qui enyvrent, & les perſonnes qui commencent à fumer ſont dans le même état que celles qui ont trop bu ; ſi dans la ſuite cela n'arrive plus c'eſt que l'on s'accoutume à fumer tout comme à boire. Nous de-

___

(1) SUETON. *in vit.* C. O. AUGUST. *c.* 82. J'ai parlé des inconvéniens du ſommeil de l'après midi dans une lettre à M HALLER, *Epiſt. de variolis apoplex. & hydrop.* Cette coutume déjà connue chez les Anciens étoit chez eux une néceſſité pour ſe repoſer pendant l'ardeur du jour, dans des pays très-chauds où l'on ſe levoit très-matin.

vons cet ufage à ces peuples fauvages qui, n'ayant d'autres occupations que de chaffer. pour leurs befoins, étoient enchantés d'avoir un remede qui les étourdît fur l'ennui de l'oifiveté & leur aidât à tuer le temps ; on n'auroit pas préfumé, il y a deux cents ans, qu'il faudroit un jour avertir les Gens de Lettres, de certains pays, des dangers de cet ufage qui font très confidérables & je ne crains point de dire que fi le tabac ne nuit pas à tout le monde il nuit au moins beaucoup au plus grand nombre, moins cependant aux uns qu'aux autres, & n'eft néceffaire à perfonne. Les fumeurs n'entendront pas plus cela que les yvrognes un difcours fur les dangers du vin, mais je ferai content, fi je puis empêcher les jeunes gens qui ne s'en font pas encore rendus les efclaves de contracter cette habitude, & ouvrir les yeux qui veillent à l'éducation fur cet objet, qui, en l'examinant, leur paroîtra peut-être plus digne de leur attention qu'ils ne l'ont penfé jufques à préfent. La fumée du tabac (1), dont

____

(1) Tout cet article qui me paroît deplacé ici, eft tiré de ma lettre à M. de HALLER, *de variolis apoplex. & hydrop.* Je ne l'avois point inféré dans la premiere édition de cet ouvrage, mais le traducteur François l'ayant ajouté à la fienne, j'ai été obligé de fuivre fon exemple.

Jean NICOT , envoyé de France à Lif-
bonne , eſt le premier qui ait introduit
l'uſage en Europe en 1560. ſi je ne me
trompe , ſur l'exemple d'un Hollandois
qui arrivoit de la Floride , renferme un
ſel fort âcre & un ſouffre narcotique
enveloppé dans la partie huileuſe (1).
L'irritation que ce ſel produit ſur les
glandes ſalivaires , étant encore augmentée par la chaleur , fait couler
abondamment la ſalive , qui , étant
portée à l'eſtomac ; produit chez ceux
qui n'y ſont pas accoutumés des vo-
miſſemens & de fortes diarrhées ; ces
effets ceſſent peu-à-peu , mais cependant ceux qui fument remarquent aſſez
conſtamment que cela leur entretient
la liberté du ventre ; ils regardent cet
effet comme admirable , il ne l'eſt
pas plus qu'il ne le feroit d'avoir une
ſelle après avoir pris une once de
manne (2) Cette fumée amere &
purgative détruit-elle quelquefois le
ver ſolitaire & les autres vers , comme
on l'entend dire tous les jours ? Je ne
veux point le nier , mais je ne connois

____

(1) On ſait que l'huile de tabac appliqué ſur une
plaie eſt un poiſon promptement mortel quoique
l'application des feuilles ſoit quelquefois utile.
(2) La vertu purgative du tabac eſt prouvée par
les effets quelquefois efficaces , quelquefois trop
violens des lavemens de décoction & de fumée de
cette plante.

point de faits qui le démontrent , & cet avantage , s'il exiſte, eſt bien moins certain que les autres inconvéniens qui ſont les ſuites de ce même principe âcre & dont les principaux ſont une trop grande ſalivation & tous les maux qu'elle-entraîne. 1º. La fumée fait néceſſairement ſaliver , & quand on fume beaucoup on ne peut pas avaler toute cette ſalive , on la crache , & enſuite elle manque aux digeſtions , parce qu'il ne s'en ſépare preſque plus le reſte du jour ; les organes , accoutumés à cette irritation , ne fonctionnent qu'imparfaitement quand elle leur manque, & on voit que les fumeurs ne crachent plus. dès qu'ils ont quitté leur pipe. 2º. Le trop fréquent picottement détruit les forces de l'eſtomac & des inteſtins ; l'appetit s'émouſſe , l'eſtomac , & les inteſtins deviennent pareſſeux , à la fin les digeſtions ſe dérangent & les grands fumeurs tombent à peu près dans les mêmes maux que les grands buveurs. 3º. L'acrimonie des ſels du tabac infecte les humeurs même. 4º. La fumée du tabac obligeant à boire beaucoup , cet excès de boiſſon devient une nouvelle ſource de maux plus ou moins fâcheuſe ſuivant l'eſpece de boiſſon qu'on emploie.

Le principe narcotique produit d'autres maux qui font encore plus fâcheux , il augmente le défordre de l'eftomac comme tous les anodins , il donne des embarras & des maux de tête , des vertiges , des angoiffes , des léthargies & des apoplexies , comme on n'en a que trop d'exemples. L'on voit par-là combien on fe trompe dangéreufement en fumant pour fe préferver de l'apoplexie. J'ai connu moi-même beaucoup de gens , j'ai entendu parler d'un plus grand nombre qui ont été emportés par cette maladie dans le temps même qu'ils employoient ce fameux préfervatif qui eft certainement plus *apoplexifere qu'apoplexifuge*. Je ne connois aucun grand fumeur qui foit venu bien vieux. DE HEYDE regrettoit amérement un favant Médecin qui fe tua à la fleur de fon âge , par un trop grand ufage du tabac , & l'on n'eft point étonné de voir la lifte des maladies cruelles produites par cette caufe & atteftée par des Auteurs dignes de foi. VANHELMONT, TULP, ce favant Bourgmeftre d'Amfterdam, & beaucoup d'autres en ont vu refulter des apoplexies. Les Médecins de *Breflau* rapportent l'exemple affreux de ces deux freres filéfiens, qui s'étant donné un défi à qui fumeroit le plus long temps de fuite, périrent apoplec-

tiques, l'un à la dix-septieme & l'autre
à la dix-huitieme pipe. Les mémoires
des curieux de la Nature citent une
épilepsie; DE HEYDE & TULP de très-
graves maladies de poitrine; P. BO-
RELLI une jauniffe; feu M. WERLHOP
la goute; M. VAN SWIETEN des maladies du foie très-fâcheufes; M. DE
HALLER l'étifie, &c. J'ai vu le mal de
tête le plus cruel & une chaleur brû-
lante de la bouche & de la gorge
être la fuite de quelque pipes de tabac fumées pour diffiper un mal de
dents que ce remede avoit rendu plus
violent.

La fumée du tabac n'a-t-elle donc
aucun ufage? En la condamnant fans
reftriction comme un amufement journalier, je ne veux point dire qu'elle
ne puiffe quelquefois fournir des remedes utiles. Chez les perfonnes d'un
tempéramment lâche & humide, cette
fumée, reçue à travers un tuyau long
& mince aux parois duquel l'huile narcotique s'attache comme la fuie à une
cheminée (1), peut quelquefois ftimu-

(1) Les Perfes & une partie des Turcs fe fervent de pipes longues de plufieurs pieds, ils fument affis ou couchés à leur façon, & une partie
du tuyau de la pipe paffe dans l'eau. RUSSEL *hiftory*
natural. of. Alep. pag. 18. La fumée fe trouve par là
extrêmement adoucie & a perdu prefque toute fon
âcreté, auffi elle ne leur laiffe ni le goût ni l'odeur
de tabac.

ler les glandes falivaires trop engourdies, ranimer un peu l'action de l'eftomac & des inteftins, diffiper quelques maladies qui dépendent d'une trop grande abondance de férocités. Elle a auffi quefquefois diminué une trop grande falivation quand elle étoit produite par un exceffif relâchement des conduits falivaires fur lefquels cette fumée agiffoit comme les ftomachiques âcres agiffent fut un eftomac abfolument relâché. Portée au poumon avec l'air qu'on refpire, elle a pu quelquefois foulager quelques afthmatiques, en procurant le détachement & l'expectoration de cette pituite épaiffe qui obftrue leurs bronches. J'ai lu qu'elle avoit foulagé des gens gras ; eft-ce en diminuant leur appétit, en augmentant un peu l'action des fibres, en donnant de l'âcreté aux humeurs ? M. Hoffman a vu qu'elle a guéri de violentes coliques, mais ne dit point fi c'eft en purgeant ou en agiffant comme anodin.

§. 78. Le tabac en poudre dont on farcit fon nez à chaque inftant, n'eft pas non plus fans danger. Son effet certain & conftant c'eft d'irriter les nerfs du nez, & j'ignore quels bons effets cette irritation peut produire chez un homme fain. Les perfonnes les plus robuftes qui en abufent ont des vertiges, les perfonnes foibles en font éprouvées jufques à avoir des défaillances, & je connois un grand nombre de femmes à qui une prife de tabac à jeun, donne un accès de vapeurs. A la longue l'odorat s'émouffe & tous les nerfs même tombent dans une efpece d'engourdiffement. L'on a vu les fymptomes les plus dangereux produits par un amas de tabac qui s'étoit formé dans l'eftomac (1), & des obfervations récentes ne me laiffent pas douter de la vérité du reproche qu'on fait au tabac d'affoiblir la mémoire & de nuire à la vue, ce qui fait un puiffant motif pour porter les Gens de Lettres à en abandonner l'ufage.

§. 79. Telles font les principales obfervations que l'on peut faire fur les caufes des maladies des Gens de Lettres & fur fes moyens de les prévenir, mais quand une fois le dérangement eft parvenu au point qu'ils ont

(1) TRILLERI *Differt. de tabaci ptarmici abufu*, opufc. tom. 1, pag. 221. Ce favant Médecin a très bien prouvé les dangers de l'ufage de cette poudre qui, dit-il, a été défendue dans toute l'Efpagne fous des peines très-graves, par un Arrêt du 17 Décembre 1760. Plufieurs autres Souverains, tels que le Roi de Perfe, l'Empereur de Turquie, le Grand Duc de Ruffie, le Roi d'Angleterre, avoient déjà cherché à prohiber dans leurs Etats tout ufage du tabac.

befoin

befoin du fecours de la Médecine , il faut les traiter fuivant les régles qu'elle prefcrit pour l'efpece de maladie dont ils font attaqués , & qui ne font point l'objet de cette differtation ; mais on doit cependant faire quelqu'attention à leur genre de vie qui conferve toujours quelques influences fur leur fanté , & exige un choix de remedes approprié à leur état.

§. 80. Dès qu'un Homme de Lettres eft véritablement malade , la premiere ordonnance qu'on doit lui faire c'eft une ceffation abfolue de toutes fes études ; quelque violent que lui paroiffe ce moyen , il eft indifpenfable (1) , & c'eft lui rendre un bien mauvais fervice que d'avoir de l'indulgence dans ce cas-là. Il faut qu'il oublie qu'il y a des fciences & des livres , la porte de fon cabinet doit être fermée pour lui , & il doit fe livrer uniquement au repos , à la gaieté , aux plaifirs de la campagne , & devenir ce que la Nature a fait les hommes , laboureur ou jardinier : il n'y a que ce moyen de les tirer de leurs méditations , & on ne les rétablit point tandis qu'ils con-

_____

(1) *Difficile eft lonṭum fubito deponere amorem Difficile eft ! verum hoc quâ lubet , efficiis. Una Salus hæc eft , hoc eft tibi pervincendum.*
CATULL. v. 82.

O

tinuent à méditer. Si l'on pouvoit trouver un remede qui fuſpendît ſans danger la faculté de penſer ce ſeroit le ſpécifique des maladies des Gens de Lettres.

§. 81. Quand la foibleſſe eſt exceſſive ; il faut quelquefois les mettre au lait. ſi on peut parvenir à le leur faire digérer. Le célebre HOUDART DE LA MOTTE, dont la ſanté avoit toujours été très-foible, fut obligé de ne vivre pendant très-long-temps que de légume & de lait (1). D'autres fois il faut, à une diete très-douce, joindre les vins de liqueur comme un puiſſant cordial, moyennant qu'il n'y ait point encore de vice dans la poitrine, ni de fievre lente ; l'eau à la glace pour boiſſon ordinaire eſt un excellent mortifiant dont l'eſtomac foible des hommes de Lettres ſe trouve ſouvent fort bien.

§. 82. Le Kina eſt un remede ſouverain dans ces épuiſements qui ſont la ſuite de trop d'application ; il rétablit les digeſtions, fortifie les vaiſſeaux, redonne de la conſiſtance à un ſang diſſous, facilite les ſecrétions, & ſurtout la tranſpiration ; donne de la vigueur au nerfs, & arrête leurs mouvements déſordonnés. Un de nos plus

(a) *Année littéraire* 1768 , *tom.* 1 , *p.* 53.

habiles Géometres, fatigué de ſes calculs, ranimoit ſes eſprits en buvant un
grand verre d'une décoction de kina
qu'il avoit toujours à côté de lui.

L'on emploie depuis quelques temps
un nouveau bois qu'on tire de la *Guya-
ne*, & qu'on appelle *bois amér de Su-
rinam* ou bois de *quaſſia*, il eſt fort léger & cependant fort dur, d'un jaune
pale, ſans odeur, mais d'un goût amer
très-pénétrant ; il eſt plus amer que le
kina & ne paroît pas plus déſagréable ;
ce qui les différencie eſſentiellement,
au goût & dans les expériences, c'eſt
que le bois de quaſſia n'a point le principe abſtringent qui exiſte dans le kina ;
par rapport aux effets ; je voudrois
pour les comparer avec certitude avoir
ſur ceux du quaſſia un plus grand nombre d'obſervations que je n'en ai pu
faire depuis que je l'emploie, mais
celles que j'ai fait m'ont perſuadé que
ce nouveau bois eſt peut-être ſupé-
rieur au kina quand il s'agit de redon-
ner de la force à un eſtomac affoibli,
de rétablir les digeſtions, de diſſiper
des flatulances, de remédier à des
conſtipations qui viennent de foibleſſe, ce qui le rend très-utile au Gens
de Lettres, & que le kina conſerve la
primauté dans tous les cas fiévreux,

gangreneux, purulents, vermineux, convulfifs (1).

§. 83. Les bains froids dont j'ai prouvé ailleurs l'analogie avec le kina, font auffi un remede très-convenable pour les Gens de Lettres : ils redonnent de la force à l'eſton ac, aux muſcles, aux nerfs, à l'ame même qu'ils mettent en état de fupporter de nouvelles fatigues , & j'ai vu plufieurs jeunes gens qui allant fe jetter dans le bain , fatigués & accablés par l'étude, fe trouvoient toujours quand ils en fortoient, une force d'ame finguliere & une nouvelle difpofition à recommencer leurs études ; mais il ne faut point attendre que la foibleffe foit extrême , parce qu'alors le bain feroit plus de mal que de bien ; fa premiere impreffion eſt de repouffer les humeurs fur les organes intérieurs , & fon bon effet dépend de la réaction de ces organes, s'ils n'ont pas la force de réagir, l'effet eſt plus nuifible qu'utile.

Les Anciens connoiffoient fi bien les bons effets du bain qu'ils ne paffoient prefque point de jours fans fe baigner,

(1) J'ai l'obligation à M. SCHINZ, célébre praticien à Zuric, de m'avoir le premier fait connoître cet excellent remede , qui eſt le fujet d'une differtation qui fe trouve dans le recueil publié par M. LINNÆUS fous le titre d'amænit. acc. t. 6. & dont j'efpere que l'ufage deviendra bientôt général.

quelque affaires qu'ils puſſent avoir ;
il eſt vrai qu'ils faiſoient un grand uſage des bains tiedes, mais c'étoit par
des raiſons qui ne peuvent point être
celles des Gens de Lettres ; ſi cette eſpece de bains leur fait quelquefois
beaucoup de bien c'eſt dans des cir-
conſtances particulieres d'échauffement, d'inflammation, de deſſéchement, mais en général ils ne rempliſ-
ſent point les principales indications
qui ſe préſentent ordinairement dans
les maladies produites par les excès
d'étude ; ils augmentoient les maux
d'AUGUSTE ; ſon Médecin *Antonius*
MUSA lui ordonna les bains froids malgré ſa foibleſſe, ils lui réuſſirent parfaitement, & j'ai été conſulté pluſieurs
fois par des hommes dont les travaux
de l'eſprit avoient ruiné la ſanté, qui
ſe ſont rétablis par la ſobriété, le repos
& ſur-tout le bain froid dont les effets
étoient très-marqués.

§. 84 Les frictions ſont un autre
ſecours qu'on ne doit pas négliger.
Si tous les matins dans le lit, étant
couché ſur le dos & ayant les genoux
un peu élevés, on ſe frotte l'eſtomac
& le ventre avec une piece de flanelle,
on augmente la circulation dans tous
les viſceres du bas ventre, on prévient
les engorgements, on diſſipe même ceux

qui ont déjà commencé à se former ; on fait couler la bile, on facilite les secrétions, on rétablit les digestions. Si l'on frotte tout le corps on favorise la transpiration & l'on anime la circulation, les frictions peuvent tellement la hâter qu'en les faisant fortes & long-temps on donne une fievre ardente, & par-là on supplée un peu au manque d'exercice. Les Anciens, qui connoissoient tout l'avantage de cette pratique, l'employoient non-seulement comme remede mais comme un moyen journalier de conserver leur santé. On en avoit malheureusement presqu'entiérement perdu l'habitude, les Médecins Anglois commencerent à les rappeller à la fin du siecle dernier, & il n'y a personne à qui elles conviennent mieux qu'aux Savants, mais je leur conseille de lire, avant de s'en servir, ce que CELSE & GALIEN ont écrit sur cette matiere.

§. 85. Quelqu'utiles que leur soient les remedes dont je viens de parler, les eaux minérales ne le sont pas moins. Il y en a de plusieurs especes, toutes peuvent avoir leur usage dans certains cas, mais celles qui conviennent le plus généralement celles qui sont indiquées le plus ordinairement par les premiers symptomes des maladies des

Savants, font les eaux acidules fimples
& ferrugineufes (1). L'Auteur dé la
Nature qui leur a donné des vertus
très-puiffantes, a voulu qu'elles fuffent
extrêmement répandues, il y a peu
de pays où l'on n'en trouve pas, il y en
a où elles font très-fréquentes, on en
découvre tous les jours, mais parmi
celles qui ont le plus d'efficace on peut
compter celle d'*Egra* en Bohême, de
Toftin (2) dans l'Archevêché de Colo-
gne, de *Seltzer* dans l'Electorat de Tre-
ves, de *Peterftal* en Alface, d'*Am-
phion* ou d'*Evian* en Savoie (3), de
Rolle au bord de notre lac dans une
heureufe expofition, celles qu'on
trouve ici, &, pour paffer aux plus
fortes, celles de *Forges* en Norman-
die, de M. *Calfabigi* à Paffi, de *Ribas*
en Efpagne, de *Tombridge* en Angleterre, de *Altwaffer* en Siléfie fur les
confins de la Pologne, de *Medewi* &
de *Wioksberg* en Suede, de *Schwalbach*
en Franconie, de *Spa* dans la Princi-

(1) Quelques Médecins les appellent *alcalines*,
dénomination entiérement oppofée à celle d'*acidules*; l'une & l'autre font fondées en nature, mais
celle d'*alcalines* eft celle que je préférerois, elle eft
mieux juftifiée par les effets de ce remede.

(2) *Acidulæ Antoninæ*.

(3) Au lieu des acidules d'Evian, le traducteur m'a
fait confeiller les eaux chaudes fouffrées d'Aix en
Savoie ; je releve cette erreur parce qu'elle eft
dangereufe.

pauté de Liege, de *Pyrmont* dans la Comté de *Valdech* ; mais celles de *Seltzer*, de *Schwalbach*, de *Pyrment* & de *Spa* peuvent aisément tenir lieu de toutes les autres, & celles de *Seltzer*, de *Schwalbach* & de *Spa* sont celles qui sont le plus généralement employées, on les boit dans toute l'Europe. Leurs effets les plus constants sont de détruire les engorgements des visceres du bas-ventre, de rétablir les digestions, de rendre le sommeil, de faciliter la transpiration ; l'on voit par là combien elles doivent être utiles aux Gens de Lettres. Si au bien qu'elles font par elles - mêmes on ajoute celui qu'on retire de la cessation de toute application, du grand air qu'on respire, du mouvement qu'on se donne, de la diette qu'on observe, on comprendra aisément les cures étonnantes qu'elles operent, & sur-tout si l'on va les boire sur les lieux mêmes, premiément parce qu'elles y font toujours plus fortes, en second lieu parce que le voyage, le changement d'objets, la dissipation, font autant de bien que les eaux : & l'on sait que de simples voyages entrepris par des Savants pour aller voir des bibliotheques éloignées, les ont guéris de l'hypocondrie à laquelle ils étoient sujets. Ils ne doivent

cependant

cependant jamais prendre les eaux
sans en avoir parlé à un Médecin
éclairé ; plus elles sont efficaces plus
elles peuvent nuire quand on les
prend mal-à-propos ou mal. Le Savant
MORHOF, étant tombé dans une ca-
cochimie, qui étoit la suite du chagrin, dans un âge avancé, voulut
prendre les eaux de Pyrmont malgré
son Médecin, & périt en route au retour (1).

§. 86. Quand les Savants sont attaqués de quelques maladies aiguës, il
ne faut point oublier que le malade
qu'on traite est un Savant & a rarement la vigueur qu'on trouve chez les
hommes des autres ordres. L'on a déjà remarqué qu'ils étoient moins sujets aux maladies inflammatoires, ce
sont celles des hommes forts, san-
guins, bien portants, qu'aux maladies putrides qui sont la suite des mauvaises digestions & des engorgements
dans les visceres du bas-ventre. Aussi
la saignée leur convient moins que la
purgation (2), elle les jette d'abord
dans l'abattement, & j'ai remarqué
que si quelque raison indispensable
forçoit à faire saigner des Gens de
Lettres dont les études ont déjà dé-

(1) BEHRENS *select. diætetic.* p. 480.
(2) RAMAZZINI p. 656.

P

rangé la santé, ils éprouveroient presque toujours des fymptomes d'hypocondrie nerveufe. L'on attribua la
mort de GASSENDI à des faignées qui
lui firent d'abord perdre fes forces. M.
GESNER, Profeffeur en phyfique à
Zuric, & l'un des hommes qui fait le
plus d'honneur à la Suiffe, ayant été
faigné à Paris pour une fievre légere à
la fleur de fon âge refta plus de fix
mois dans une langueur dont il eut
beaucoup de peine à fe remettre (1).
Un autre Médecin de mes amis éprou-
va le même fort, & tous les Médecins qui pratiquent dans des villes
lettrées ont eu fûrement des occafions
de fe convaincre de cette vérité qui
eft très-importante ; les mauvais effets
d'une faignée mal placée chez un homme foible, ne fe réparent pas auffi vîte
qu'on pourroit le penfer.

§. 87. Les purgations vont bien
mieux à la fource des maladies fie-
vreufes des Gens de Lettres que les
faignées ; c'eft un des remedes qui
opere chez eux de la façon la plus
heureufe, & il eft difficile que leurs
maladies aiguës fe terminent bien s'ils
ne font pas évacués ; auffi c'eft leur
remede favori, ils s'y affectionnent,

____

(1) *Vita Gefneri* p. 2.

en santé même ils sont trop portés à
en abuser : la constipation à laquelle
ils sont sujets leur occasionne des mal-
aises dont ils ne sont soulagés qu'a-
près quelques selles, & les remedes
qui leur procurent ce bénéfice leur
paroissent extrêmement utiles, & en
effet, il n'y auroit pas de mal à ce qu'ils
s'en servissent quelquefois, moyennant
qu'ils choisissent un remede doux &
fortifiant. Le Chancelier BACON leur
recommande la rhubarbe dont il abu-
soit (1), & à laquelle je préférerois
l'*aloës*, déjà conseillé par CELSE, &
qui est de tous les purgatifs celui qui
endommage le moins les digestions ;
il paroît agir comme un savon & remplacer la bile, dont la force est souvent perdue chez les Gens de Lettres.
Si au contraire elle a acquis trop d'â-
creté, ce qui les rend sujets à des coliques continuelles, parce que leurs
nerfs sont toujours irrités, on doit
employer les laxatifs les plus doux,
& la pulpe de casse récemment extraite

(1) Non possum probare institutum VERULAMII,
qui, ut in ipsius vitâ traditur, sex aut septem diebus
ante cibum rhabarbaro usus est, ut immune corpus
excremtis redderet. Satius fuisset, si correctâ pau-
latim victûs ratione, ab omni remedio abstinuisset.
Sic enim excrementis ; ipsoque adeo remedio pur-
gante, toties assumendo, facile carere, vitamque
haud dubie longius producere potuisset. J. G. BER-
GERUS *de commodis vitæ sobriæ* Parag. 250.

eft celui qui convient le mieux. Mais quelque foit celui pour lequel ils fe déterminent, je ne puis trop les prévenir contre le danger d'y revenir trop fouvent ; ces purgations fréquentes accoutument le corps à ne pas fe nourrir & par-là il s'affoiblit, d'ailleurs les inteftins deviennent toujours plus pareffeux & ceffent à la fin toute fonction, la mufcofité fine qui les tapiffe fe détruit & laiffe les nerfs à nud, ce qui expofe à des coliques violentes & fréquentes qui obligent à un régime très-doux dont on ne peut s'écarter le moins du monde fans fouffrir des douleurs cruelles.

§. 88. Dès que les Gens de Lettres ont la fievre, il faut faire attention à leur cerveau, il s'embarraffe très-aifément, & la plus légere fievre les jette fouvent dans un délire d'autant plus fâcheux, qu'il diminue l'action des nerfs fur le corps, & cette diminution augmente la foibleffe & trouble les crifes, qui fe font toujours moins bien, à proportion que les nerfs font plus en défordres. Ceux des hommes de Lettres fouffrent dès qu'ils font un peu malades, ils ont d'abord mal à la tête, le jour, le bruit, la compagnie, tout les fatigue, & j'ai vu plufieurs fois un fimple accès de fievre éphé-

mere, accompagné & fuivi d'une foibleffe & de fymptomes propres à ef-
frayer quelqu'un qui , n'en connoif-
fant pas la vraie caufe , feroit porté à
les regarder comme des fymptomes
de malignité.

§. 89. Les convalefcences font toujours longues , le retour des forces
lent, l'efprit fe reffent finguliérement
de l'influence de la maladie , & je n'ai
guere vu d'homme de Lettres qui,
dans ces circonftances, ne fe foit plaint
de fa mémoire, & d'une foibleffe de tête peinte fur fon vifage par un air d'im-
bécilité. S'ils font affez imprudents
pour reprendre leurs occupations ,
avant que d'être parfaitement rétablis, ils fe préparent les maux les. plus
fâcheux ; la tête , les yeux , l'eftomac
feront punis les premiers , & toutes
les fonctions s'en reffentiront. L'effet
de la contention fur les nerfs eft fi
marqué , que j'ai vu plus d'une fois la
méditation, ou même une lecture at-
tachante, empêcher l'effet des purgatifs. En négligeant leur convalefcence
les Gens de Lettres s'expofent à ne
recouvrer jamais parfaitement leur
fanté, & à fe rendre incapables de toute grande entreprife littéraire ; c'eft
mal calculer que de facrifier le bien-
être de fa vie, au plaifir de fe livrer

quelques jours plutôt à l'objet de fa paſſion, mais les paſſions ne calculent jamais, & la paſſion des ſciences eſt peut-être la plus aveugle de toute.

Ce qui fatigue le plus les doctes convaleſcents, c'eſt les inſomnies ; ils ont beaucoup plus de peine à recouvrer le ſommeil que les autres malades ; quelquefois les vins de liqueur operent dans ce cas très-favorablement, ils produiſent, ſur-tout chez ceux qui ne ſe ſont point accoutumés à cet uſage, les meilleurs effets ; ils agiſſent comme les narcotiques & n'en ont point les dangers, au contraire, ils rétabliſſent les forces de l'eſtomac affoibli par les boiſſons tiedes que la maladie a rendu néceſſaires ; ils rappellent les forces, & relevent le courage.

§. 90. Quelque ſoin que les Gens de Lettres doivent donner à leur ſanté, l'un de plus importants, c'eſt cependant de ne point s'en rendre les eſclaves ; on les accuſe de contracter aiſément des habitudes, & une habitude rigoureuſe eſt une véritable ſervitude. J'ai connu des Gens de Lettres tellement aſſervis à leur régime, que leur eſprit étoit dans la plus complette dépendance du corps, & que peut-on penſer d'un homme que l'heure d'un repas différée, la chaleur d'un poële changée, l’heure de son coucher ou de son lever dérangée, rendent inepte à tout? Je me rappelle d’avoir lu, il y a plusieurs années, un ouvrage fait pour prouver que les Gens de Lettres doivent se procurer toutes leurs commodités : un homme qui souffre n’est pas à même sans doute de travailler avec attention, mais la vraie façon pour les hommes de Lettres de se procurer toutes les commodités , c’est de s’accoutumer à restreindre tous leurs besoins.

§. 91. J’ai dévelopé le mieux qu’il m’a été possible les causes , les symptomes , les préservatifs , les remedes des maladies que produit une trop grande application , vous ne trouvez cependant point encore ma tâche remplie , & vous sentez , Messieurs , que j’ai omis le moyen le plus propre à conserver la santé , ce contentement d’esprit que donne la pureté des mœurs : la bonne conduite est la mere de la gaieté , & la gaieté la mere de la santé ; l’Homme de Lettres trouve sa leçon dans les caracteres de l’homme heureux d’HORACE ,

Mens conscia recti *in corpore* sano.

Sage & savant ont été long-temps des

termes fynonimes , & l'on alloit pui-
fer la vertu & la fcience dans les mêmes écoles ; un favant fans mœurs
étoit un être inconnu ,

Quid Mufæ fine móribus vanæ proficiant !

On méprifoit les gens qui s'occupant
fans ceffe de la recherche du beau &
de l'honnête , voient le bien & font
le mal , & fe privent, par-là , du plus
doux des plaifirs, le fouvenir d'une
bonne action, dont les effets, comme
ceux de tous les fentiments agréables ,
font de porter dans toutes les fonctions une force , une aifance , une régularité qui font la bafe d'une fanté
ferme, au lieu que la trifteffe , fruit
conftant des remords , jette les fibres
dans le relâchement , trouble les digeftions , détruit les forces & conduit
à la confomption. Je ne me rappelle
point fans émotion les tranfes de quelques hommes qui , ayant abufé des
dons qu'ils avoient reçus , ont vu ap-
procher , avec un effroi difficile à
peindre , le moment qu'il alloit ter-
miner une carriere fi mal remplie , &
je ne penfe qu'avec délice à la fin
douce & confolante de ces hommes
refpectables qui, fuivant le confeil de
PLINE , *avoient vécu pendant toute*

*leur vie comme on se propose de vivre
quand on est bien mal*, & qui ont joui
jusqu'au bord du tombeau , dans une
vieillesse avancée , des douceurs d'u-
ne conscience sans reproche , de la
vivacité de leur sens & de la force de
leur génie. Le célebre Historien *Paul*
JOVE ayant demandé , avec étonne-
ment , à *Nicol.* LEONICENI , l'un
des Hommes de Lettres des plus illustres dans le quinzieme siecle , par quel
secret il avoit conservé pendant plus
de quatre-vingt-dix ans une mémoire
sûre , des sens entiers , un corps droit
& une santé pleine de vigueur , ce
Médecin lui répondit que c'étoit l'effet de l'innocence des mœurs , de la
tranquillité d'esprit & de la frugalité (1).

§. 62. Il seroit inutile d'entrer dans
de plus longs détails , & je finirai par
une réfléxion nécessaire peut-être pour
prévenir une objection sophistique
que l'on pourroit tirer de cet ouvrage.
Il offre un tableau des maux que produit un attachement excessif à l'étude ,
mais il faut se garder d'en conclure

____

(1) *Vividum*, inquit, *ingenium perpetuâ vitæ in-
nocentiâ ; salubre vero corpus hilari frugalitatis
præsidio facile tuemur.* Petr. CASTELLAMI *vitæ Medic.* &c. LEONICENI nâquit à *Vicenze* en 1428 &
mourut à *Ferrare* en 1524, aprés y avoir enseigné
& pratiqué la Médecine plus de 60 ans.

que je regarde les études comme dan-
gereufes, & que je veuille en dégoû-
ter ; cette grande queftion eft pendan-
te, & je fuis éloigné de vouloir entrer
dans ce fameux procès ; quand il feroit même vrai, ce que je ne crois
pas ; qu'elles ne contribuent point au
bonheur de la fociété prife en général, on ne pourroit guere nier, il
me femble, que la connoiffance des
Lettres n'augmente le bonheur de celui qui la poffede quand il ne l'a acqui-
fe ni aux dépens de fes devoirs ni aux
dépens de fa fanté (1). En montrant
par plufieurs exemple le danger des
études précoces, je n'ai point préten-
du qu'il fallût laiffer la premiere enfance dans une totale oifiveté, ce n'eft
point mon idée : Je crois les enfants
fufceptibles d'acquérir, fans inconvé-
nient, quelques connoiffances dès les
premieres années de leur vie (2), mais
fans doute il faudroit s'y prendre au-

(1) *Adolefcentiam alunt, feneéttutem obleétant,
fecundas res ornaut, adverfis folatium præbent, de-
leétant domi, non impediunt foris, pernoétant no-
bifcum, perigrinantur, rufticantur.* Cicero orat.
pro Archia.
(1) *Quamlibet parum fit, quod contulerit ætas
prior, majora tamen aliqua difcet quem eo ipfo anno,
quo minora dediciffet. Hoc per fingulos annos pro-
rogatum in fummam proficit : & quantum in infan-
tia præfumptum eft temporis, adolefcentiæ, acqui-
ritur,* Quintillanus de inftit. orat. lib. I. cap. I.

trement qu'on n'a fait jufques à préfent ; il me paroîtroit fur-tout extrêmement important que la premiere éducation fût dirigée en vue de la vocation future ; celle des jeunes gens deftinés aux études devroit être différente de celle qu'on donne aux autres ordres , & ce font eux dont il faut ménager les facultés avec le plus de foin dans l'enfance. De dix enfants de neuf ans , voués à différentes vocations , je voudrois que celui qu'on voue aux fciences fut le moins favant ; a douze ans , qui eft l'âge où PASCAL & NEWTON ne favoient encore point de latin , il commenceroit à avoir la fupériorité , à feize la diftance feroit prodigieufe. En blâmant ceux qui fe livrent aux études avec paffion , je n'ai point eu en vue ceux qui cultivent les fciences d'une façon fage ; & fi l'on s'expofe aux maux les plus fâcheux en facrifiant tout à l'amour des lettres , on s'expofe à la honte en reftant dans l'ignorance. *L'Yncas* ATABALIBA ayant découvert celle de Fr. PIZARRE conçut pour lui un mépris invincible , qui me paroît un excellent argument pour prouver la néceffité de l'éducation.

F I N

www.ingramcontent.com/pod-product-compliance
Ingram Content Group UK Ltd.
Pitfield, Milton Keynes, MK11 3LW, UK
UKHW021928070726
13614UKWH00001B/313